ノイローゼ克服法

森田療法のすすめ

高良武久・著

白揚社

はじめに

この本は、私が神経症に対する「森田療法」を始めてから、四十年にわたる臨床経験と、この療法を受けてりっぱに立ちなおった人たちの貴重な体験との合作によってできあがった。

いろいろな神経質症状にかかって悩んだある人が、治療を受けてなおったあと、私につぎのような感想を書き送ってきた。

「私は神経症にかかったことが、いまになってみるとかえって自分の幸福のもとになったと思う。というのは、この症状をなおすことが、結局、自分の人格を立てなおす機会になり、ただ症状から解放されたばかりでなく、発病前にくらべても、自分の生活態度が変わってものの考え方も処理の仕方もいっそう建設的になり、そのうえ、人生を楽しむ心のゆとりもできたからである。」

これがほんとうに神経症に打ち克《か》ち、りっぱになおることができた人の姿である。

神経質症は、その人のもつ矛盾や葛藤が、心身の不快な症状としてあらわれ、そのために外界の状況に適応することを困難にするのであるが、その症状を解消させることは、その人を発病前の状態にもどすことではなく、すすんで新しい発展をもたらし、発病前以上の適応性をかち得ることになる。だから、なおった人が、症状を起こしたことがかえってその人にとってプラスになったと言うのも、言いすぎではない。そして、これは適切な療法によって実現することができる。

ここに私が「適切な治療」というのは、私どもの行なっている森田療法のことである。

森田療法は、もともとは森田正馬教授によって創始されたわが国独特の精神療法である。私は大正十三年に九州帝国大学を出て、昭和四年東京慈恵会医科大学において、当時教授であった森田先生のもとで講師を務《つと》めて以来、先生の教えを受けて森田療法を行ない、昭和十二年、先生のあとを継《つ》いで慈恵医大教授となり、翌十三年先生の死後、高良興生院を設立して神経症治療に従って現在に至っている。その間、森田療法を実施しながら、多くの学術論文を発表して、森田療法の発展と普及に努《つと》めてきた。

私は、昭和四十年に刊行された『日本精神医学全書』の第五巻に「森田療法」と題して執筆《しっぴつ》したが、その序文でつぎのように書いた。森田療法を知るための一助として引用しておこう。


森田正馬教授が「神経質の本態および療法」という論文を『呉教授在職二十五年記念論文集』にのせたのが大正七年（一九一八）であるから、森田教授が森田療法を創始したのはその前からで、いまから五十数年前のことである。当時いわゆる神経衰弱症は、病因論的にも治療に関しても、身体医学的方法に偏していたのであるが、これとは別に西洋ではフロイトの精神分析学が唱導され、日本では森田の神経症の心因論とそれに基礎をおく新治療が行なわれたが、両者とも久しい間、主流からはずれているものとみなされていた。

しかし森田療法は日本で少数の森田門下によって熱心に支持され、それに関する業績もほとんど間断なく発表されていたので、その真価がしだいに広範囲に認められるようになった。

このことは、森田療法が比較的短期間に、相当確実に効果を収めうるという事実によるものであることは疑いを容《い》れないところだろう。同時に、その方法が行ないやすいという長所をもっていることも、あずかって力あるものと考えられる。〔後略〕

神経症をなおすのに、むかしは物質療法だけに頼っていたが〔現在でもその傾向はなくなっていない〕、これでは成果があがらないことが医者にも患者にもわかってきた。

いわゆるうつ病には物質的治療が奏効するので私たちも行なっているが、圧倒的に多い神経質症〔ノイローゼのなかのいわゆる神経衰弱症、強迫観念、恐怖症、不安神経症など〕には、物質的療法ではほとんど効果がない。森田先生が、これらの症状は精神的なからくりから起こることに気づいて、その治療法に画期的な業績をあげたのであった。

欧米では精神分析療法が主流をなしているが、フロイトの療法では治療に長い月日を要するという難点があるので、しだいに原形とはちがったものに変わってきている。ロゴテラピーとか、現存在分析という方法も、フロイトの療法から著《いちじる》しく脱皮したものといえようが、実際的にどれほどの治療効果をあげているか、森田療法におけるような大きな数の治療例の発表はまだあらわれていない。

森田療法は最近急激に、海外において学者の関心をひくようになった。私たちも長年にわたり及ばずながら努力してきた者として、この点、森田先生に多少報《むく》いることができたと喜んでいる。

私たちが何かの困難を克服して自由をかちとろうとするならば、まず第一に対象の性情を正しく十分に理解しなければならない。たとえば機械を取り扱う場合、その構造や機能をよく知るほど、欠陥や故障した部分やその程度がよくわかり、したがってその操縦や修理が容易になるのと同様である。神経症をなおして自由を得るためには、まずその基盤である人間性をよく知ることが大切で、それを知ってはじめて症状が起こるからくりもよく理解されるのである。

いま仮《かり》に、「いつも気分はほがらかでなければならない」と決めてかかる人があるなら、それは人間性を知らないで、人間性を自分の欲望で勝手に無視してしまう完全主義者である。こういう人はつねに、「気分はよくも悪くも変化する」という人間性の事実に裏切られて、ますます気分を悪くする。事実に即さない観念論的態度からいろいろの神経症〔ノイローゼ〕が生まれやすいのである。

そして、人間性の本来の姿をよく知り、葛藤のからくりをわきまえるとともに、建設的な実践がそれにともなって、はじめて治療の道が開け、新しい発展が始まる。認識と実践がたがいに助け合うわけであって、この二つを切りはなして治療法は成り立たない。机上《きじょう》で水泳の技法や理論をいかにきわめても、水に入ってジャブジャブやらないかぎり、水を自由に扱うことはできないのと同じである。

私はこの本のなかで、この両面をできるだけ実際的にわかりやすく書いたつもりである。症状をもつ人が、この本を読んでよく理解しよく実践すれば、かならずその症状から解放されるにちがいない。私はその信念をもって書いた。この本に採録した患者さんたちの体験記録は、私の言おうとすることがけっして空論でないことを実証していると信ずる。

この本を読んで、症状が軽くなった、あるいは、なおったという方があれば、私がこの本を書いた目的は、まことに有意義に達成されるわけである。

なお、本書は神経症治療に従う医者の参考書としても読んでいただきたい。だれにでもわかるように書いたのであるが、内容はけっして本格的な学術論文の枠《わく》をはずれたものではないと信ずる。

森田療法のすすめ　目次

なおった人の体験記

神経質症のなおり方にもいろいろあって、各人その特色をもっている。しだいに、自分もはっきり気づかないうちになおっていく者が多いが、なかにはいわゆる頓悟《とんご》的に〔一挙に悟りを開くように〕急速になおる者もある。

そのなおっていく過程の心の消息、なおったあとの心境などを、体験者の手記によって知ることは読者にとっても意義のあることと思う。

ここに採録した手記は、私が高良興生院〔現在は閉院〕において治療した人々が退院に際し、あるいは退院後に寄せた感想文である。すべて入院治療の例であるが、自宅治療の人々もこれを参考にして体験を重ねてもらいたい。

神経質症に苦しんでいるときは、自分の症状を人に知られまいとして、ひたかくしにかくす傾向が強く、そのためにいっそう苦しみを強くするのである。自分の苦しんだ症状を人に公表できるようになったときは、すでにその症状からはよほど解放されたときであり、また公表することによって、自分だけが特別だという差別観を脱け出すことにもなる。

さらに、自分が過去に苦しんだ症状と、そのなおっていく経過を同病の人々に知らせて役立てようとする意欲は、本人が、自分本位の小乗から他人の向上をはかる大乗に移っていることを示すものと思う。

ここに、貴重な体験記録を寄せられた各位に感謝する。

1 四年間のブラブラが三十六日でなおる

N君＝二十歳男性

症状＝夢精恐怖、疲労亢進《こうしん》、頭重、頭痛、対人恐怖

病歴＝四年まえから夢精がひんぱんにあり、そのころから頭痛もして、仕事をしてもすぐ疲れるようになる。医師に診察を受けても、神経衰弱だから休んでいればなおると言われ、ブラブラして寝ていることが多く、ときどき散歩などして暮らしていたが少しもよくならない。夢精があると胸が気持ち悪くなり、翌日は食事もすすまない。夢精のために頭も悪くなったと思いこんでいる。現在、夢精は月に二、三回程度であるが、体《からだ》を使うとよけいあるようだと思っている。

入院中の日記と退院時の感想文

十月五日

おれはここにきて病気がなおるだろうか。なおるとは思われない。(なおると思わなくてもいいが、**とにかく言われたとおりにやればよい。**——以下カッコ内太字は著者の意見) 一人になってさびしく、家のことが気になった。

十月十日

もう起きたい気がしてたまらないけど、許しがないからしかたがなしに寝ている。(**それでよし**)

十月十二日

〔前略〕十時ごろ、刺繡《ししゅう》を持ってきてもらったのでさっそくやろうと思ったが、あまりむずかしいようなので、先輩の人に聞きながら不安ながらやり始めた。やってみると自分で思ったよりやさしかった。(**不安ながらやる。不安をなくしてやろうとしてもだめ**)午後、先生のお話を聞いた。よくわからなかったが、皆のなかにまじって聞くことは心を大きくするように思われた。(**いまによくわかるようになる。わからぬまま言われたとおりに生活する**) 先生のお話のなかに、小刀が机の上にあるのが気になり、これで死ぬ気になりはしないかと思う人……、死んでみようと思うことが不安な人は死ぬものではないということばがあった。精神病はどんなところが神経質の人とちがうのでしょうか。(**そういう疑問を起こすところが精神病とはちがっている**)

十月二十一日

〔前略〕昼食後板けずりをし、楓《かえで》の切り株を掘るのを住吉さんと懸命にやった。思いのほか根が下のほうにあるので骨が折れた。いつもはすぐいやな気持ちがして仕事をやめてしまうのに、ふしぎにもやり遂げた。（いやになったらいやいやながらやる。仕事は興味のためにやるのではない）〔中略〕体重六十三キロ、一・五キロ増す。きょうは作業室には二、三人きりいない。さびしくなんとなく気抜けして、作業が進まない。（気分は気分、仕事は仕事）

十一月七日

植木の枯葉の刈りこみ、土ならし、本宅からの植木の植えかえ。久しぶりの好天気で、仕事をしているとシャツが汗でビショビショになった。自分はいままでこうした作業はできなかった。一つには病気が重くなるのを恐れていたので、やってはいけないと思い、これまでブラブラ遊んでばかりいたのがおかしくなる。（できないのではない。やらなかったのだ）

夜、先生が、植木を乳母車《うばぐるま》にのせて押してきたとき、恥ずかしくなかったかとたずねられたが、恥ずかしくなかったと言ってしまった。実際は恥ずかしかった。早くすませたいと押しながら考えた。しかし逃れようとしても逃れられないのだから、しかたなしに恥ずかしいままに先生のいつも言われることを実行した。（恥ずかしいのがあたりまえ。恥ずかしいながらやるべきことをやるのが勇者）

十一月八日＝退院にあたって

自分は十六歳の八月ごろから神経症になり、夢精が一つの悩みであったのです。それ以来、いろいろ病気が気になり、頭がしだいにおかされ、世間からも相手にされず、いなかでは精神病とも言われるようになってしまいました。（はじめから精神病とはまったく別のものだ）頭が痛みだしたり、すぐ疲労して何もできず、いろんな方法もやってみましたが、よくなったと思うとまたすぐ元どおりになり、煩悶はそれからそれへと起こり、十七歳になると対人恐怖になり、十八、九歳で赤面恐怖も起こってきました。二十歳の九月、病院に行き症状を訴えたところ、「高良先生という君らみたいな病気をなおす人がいるから」と紹介され、さっそく入院しました。

入院後、日一日と元気が出て、三十六日間で退院となりました。入院して十七日目に、先生が日記に気分と仕事は別だと書かれてあったことに気づき、ああそうだと思い、懸命に働きましたところ、頭痛もしだいになくなり、活動力も出てまいりました。仕事もおもしろくなり、病院生活が楽しく送れる今日となりました。（気がついたのは、それまでの体験がつまれてあったからである。ただ気がついたというのではなく、一つの悟りである）

退院後の手紙＝十一月二十四日

〔前略〕自分はいま元気で、まるで世のなかが生まれ変わったように思われます。過ぎし三十六日間の興生院の楽しかった生活をなつかしく思い出します。

更生の意気にもえる自分は、いま工場の現場で働いています。退院して三日後、就職してはじめビクビクながらに仕事をしていましたが、いまではまったく全快して四、五百人のなかで一日中仕事をつづけて、いまは幸福に暮らせるようになりました。四年間のどん底の人生はいまは思い出しません。〔以下略〕

〔純真な青年が廃人のような生活を四年間つづけていたのが一朝にして更生したのである。手紙には遠く手を合わせて興生院を拝んでいると書いてある。神経症の治療は骨が折れるけれども、全治の感謝を受けるとこちらも思わず手を合わせたくなる〕。

2　病気を虐待してなおる

Nさん＝二十九歳女性

症状＝不眠、心悸亢進、疼痛、感覚異常、尿意頻数

病歴＝性質はだいたい明朗なほうであったが、一昨々年の九月に母に死なれ一昨年十月に父に死別したことにも原因して、昨年九月ごろから種々の症状があらわれてきた。はじめ肩のほうからノボセてくるようなことがあり、十一月ごろから胸が痛み、ドキドキする発作が起こることもある。

胸や腹、肩が苦しく、あちこちが痛み、肋膜ではないかと思ったりして床についていた。十二月ごろから不眠となり、一日三、四時間しか眠れず、眠っても不安な夢ばかりみる。胸を引き締められるような感じがあり、腰から下が冷《ひ》え、体のあちこちにシビレ感がある。ついにまったくの就床

生活となり、種々の治療を受けたが、ぜんぜん効果がなかった。夜、尿意頻数のため、五、六回便所に行く。

入院日誌抄

一週間の感想

ひとりで寝ている一週間は、ずいぶん長くてつらいことでした。寝ている間に私の一番恐れている動悸《どうき》や頭痛、身体の痛み、みなありましたが、先生のおっしゃるとおりじっと耐えておりました。夜も毎晩少しずつ眠れました。六日目お三時のとき、先生のお話があるとのことで呼ばれていきましたら、こちらで全快なさった方のよいお話を聞かせていただき、本当にうれしゅうございました。夜、目方をはかりましたら四十・六キロでした。病気前は、四十七キロぐらいありましたが、わずか四カ月の間にこんなにもやせたのかと思いますと、本当に悲しくなりました。でも先生のおかげで、今日のお話の方のようにいまに太れることと思うとうれしく思われます。夜、動悸があってなかなか眠れませんでした。（すなおに受け入れていく態度があなたをなおしていく）

起床第二日

〔前略〕今晩先生が作業室にいらっしゃって、みんなの日記をお調べになりましてから、いろいろとおもしろいお話をうかがいました。そのとき突然、先生が「Nさん、いまどこが痛みますか」とおっしゃいましたので、はじめてハッと思いました。あのときは少しも苦痛はありませんでしたので、はじめて神経だと思われました。〔何ともないときのことを忘れていて、何かあるときだけを問題にしているからいつも何か症状があるような気がする。実際は何ともない時間がずいぶん多いのだ〕いつも先生が、ふとんが多すぎるから少し取りなさいと言われるので、今晩から一枚減らすことにしました。〔ただちに実行すること、それが進歩だ〕

起床第六日

〔前略〕今朝はとてもおなかがすいて、食事の鈴が鳴るのが待ち遠しくなりました。家にいたときは、いつも一膳《ぜん》しかいただけなかったのですが、近ごろは二杯か三杯半もいただくので決まり悪く思います。〔健康な生活をしているからだ。健康な生活は活動している生活だ〕近ごろずいぶんよくなっていることがはっきりわかります。何よりうれしいことは、わずかの間に体重がふえていたことです。〔約二キロ増〕。〔中略〕きょうはお三時のとき、全治退院のMさんの感想文を読んでいただき、思わず目がうるんでまいりました。私が入院してから今日まで、いろいろ仕事のことなど教えていただいたので、お帰りになるとのお話を聞きとてもさびしくなりました。

起床第十四日

〔前略〕今日はお天気がよいので二カ月ぶりで髪を洗いました。それからお庭の掃除をしましたが、サフランの花がきれいに咲いていましたので植木鉢に移しました。〔よくなるにつれて注意が他のことに向いて、花の美しさにも心をひかれる〕今日主人が面会にきてくれましたが、私がずいぶん太ったと言ってとても喜んで帰りました。今晩風呂に入ってからはかりましたら、入院時より四キロふえていて本当にうれしく思いました。

起床第二十三日

〔前略〕午後は皆さんに買い物を頼まれたので、少しは不安になりましたが、思いきって新宿まで出かけてきましたら、別に変わったこともありませんでした。姉が新宿二丁目におりますのでそこへも寄りました。姉は、よく一人で来られたととても喜んでくれました。あんなに弱っていた私が、こんなに早くよくなるとは思わなかったからです。帰りに心配だから駅まで送ると言いましたが、ことわってきました。（よろしい。人に世話をやかせなくなったのは本当によくなった証拠だ）帰りにお花のきれいなのがあったので買ってきました。＊＊さんは花を見ても少しもきれいに思わないそうですが、私も苦しかったころには人からどんな花をいただいても少しもきれいとは思いませんでした。このごろは本当に美しいと感じます。（自然に物を見、自然に実感が出るようになった）昨夜、先生が、苦しかったときのことを思うと一時の夢のように思うでしょうと申されましたが、本当にそんな気持ちがします。私は先生に救っていただきました。

退院に際して

無学の私が感想文を書くなど、本当に心苦しく思いますが、全快の喜びのあまり筆をとりました。私の症状をいちいち書きましたら限りがございませんので、主な症状を申しますと、心悸亢進と不眠でございました。昨年の十一月ごろから動悸と不眠に悩まされて、苦悩の日を過ごしていましたところ、一月ごろからますます悪化して、内科のお医者さまは一日に二人も往診にきていただいておりましたが、いずれも神経病とのご診断で「あなたの病気は、自分の体を苦にするのが悪いのだから、世間を広いと思って気を大きく持ちなさい」といつも同じことをくりかえして帰られましたが、私にはそのことばも耳には入りませず、ただ苦しみが増すばかりで、家族の者も困りきっていました。内科の先生と相談して精神科の先生のご診察を受けましたところ、ここの病院ではあなたのような病気は不適当だから、東京の高良先生のところに行って、一日も早く入院しなさいと教えられましたので、さっそく二月十九日に診察を受けました。

床についている間、先生がお見えになるたびに、自分の体じゅうの苦痛をクドクドとくりかえし訴えておりましたが、先生はいつもやさしく「苦しければどのくらい苦しくなるか迎えるようにしておりなさい」とお諭《さと》しくださいましたので、おっしゃるとおりじっとこらえておりました。

起床してからは、「いつも何か仕事をしていなさい、そのうちによくなる」と申されましたが、今まで寝ておりました私が急に仕事など、とても苦しくてたまりませんでしたが、ここは病気を虐待するところだと聞きましたので、自分もその気になってできるかぎりの仕事を夢中でいたしました。そのうちに日ましに苦痛もなくなり、食欲も日ましに進み、体重もふえて楽しい今日の喜びを迎えることができました。

ふりかえって考えますと、まったく感慨無量の感に打たれます。三十五日間の入院生活は生涯忘れることはできません。先生のご恩に対してお礼の申しあげようもありません。〔以下略〕

3　能力減退の暗黒から立ちなおる

D氏＝五十九歳男性・評論家

症状＝能率減退、劣等感、小心取越苦労、記憶不良、便秘、足部冷感

病歴＝約二十年前、アルコール中毒による脳溢血のため右半身不随となる。三年目ごろから著《いちじる》しく快癒したが、時局の急変でにわかに繁忙となる。そのためかこの数年来、能力の減退が自覚されるようになり、みずからこの悲しむべき傾向を、疲労および動脈硬化進行のためであると推測した。

昭和十二年三月、床に倒れて大腿骨を折り、つづいて腸をわずらったため、歳末まで病院生活を余儀なくされた。当時自分はこれで多年の疲労をなおせるものと楽観したが、事実はその正反対で、能力の減退は急速度に進行し、その結果、自分は指導者たる本来の自信を失い、懊悩《おうのう》、萎縮《いしゅく》、自卑《じひ》、逃避、絶望のたどるべき暗黒地獄に落ちてしまった。

昭和十三年はこのようにして過ぎたが、本年一月に最後の勇気をふるい起こし、動脈硬化症の治療で評判の高い、物療内科で治療を受けたが効果なく、狼狽《ろうばい》してなすところを知らないとき、偶然、高良先生の著書を読み、ここに闘病の正しい道を発見したと思った。

従来、動脈硬化症を唯一の対象としたのは誤りで、神経質症状を加味しているので、高良先生の展開した特殊療法を兼ねて行なうことを決心して東京に移ったのである。

六月十二日、入院の日の日記

今春福岡で、高良先生の『神経質と神経衰弱』を読み、思いあたるところが多かった。とくに、行動が、神経質症状を解くための最高の手段であるとの独創的な提唱を聞き、この人の手を借りれば約二十年来の苦悩も払拭《ふっしょく》されると思った。これが入院の動機です。

ちなみに、入院当時自分の自覚した症状を挙げれば、①能率減退、②劣等感、③小心取越苦労、④記憶不良、⑤注意散漫、⑥対人恐怖。（自分にも対人恐怖はあるがそれはむしろ対事恐怖と言おうか。能力に自信を失ったため不当に新事態の出現を恐れ、人に会えば何ごとかについて意見を問われて馬脚《ばきゃく》を現わすことを恐れたのである）

私はなおった！

入院初期の日記をひもとくと、観念の遊戯、唐人《とうじん》の寝言《ねごと》〔何を言っているのか筋の通らないことをくどくど言うこと〕の連続で、いまさら赤面のいたりである。一週間目すなわち作業の第一日において、先生は早くも「理屈は感心せず——六月十九日の日記」と警告し、自分の観念論が最高潮に達した六月二十三日には、さらに語気を強めて「机上論を廃し、実際について体験せよ」との評語、まさに冷汗三斗《れいかんさんと》〔非常に恥ずかしいこと〕の思いである。先生に誓い、即刻より始めて院内規則を守り、とくに作業に精出すこととする。

約八時間坐業をする。右足と背骨に痛みをおぼえたが、やればやれるものと自分ながら感じた——

——六月二十五日。

仕事の多角形化に、生活が充実してくるのを感じる——六月三十日。

観念病が遺憾なく打破されたとともに、行動意欲が勃然《ぼつぜん》として起こってきたことがわかる。これを当院闘病生活過程における私の凱歌第一声とする。もっとも観念主義の克服が、直接神経症の治療に効果があるというのではなく、それはやがて行動主義の発展をうながし、そしてはじめにも記したように、行動主義こそ闘病第一の利器である。

そして、自分がかくも容易に観念主義を脱却《だっきゃく》し得たのは、病状発生以前まで、自分は行動主義的理論をもって世に立った者であるからであろう。

前途に光明

先生のすすめに従い、六月二十七日から下剤服用の習慣廃止を決意した。これもつまりは行動意欲展開の一例にすぎない。このことは、闘病過程の全面にわたって相当深い影響があったから、ここに簡単に説明する。自分の便秘、したがって緩下剤《かんげざい》の常用は脳出血発作以来、すなわち二十余年来のことである。そしてその間、廃止を企《くわだ》てたこともあるが成功したことはなかった。だから今度の決心にはなみなみならぬ覚悟を要した。その後一度中止のやむなきにいたったが、まもなくつづけて満一カ月の苦闘ののち、ついに目的を達成した。このことは間接とはいえ、自分の闘病精神を鼓舞し、前途の光明を確認するのに力があった。

精力集中の問題

行動主義の極致を東洋的に表現すれば、随機随処《ずいきずいしょ》に三昧《さんまい》に入る境地に到達することにあろう。ここにおいて観念主義の症状と同時に、精力集中の問題にたどりついたのは当然のことである。日記によれば、それの最初のあらわれは六月二十二日のころである。

①三昧といい忘我というも、特別のことではない。対象と取り組むのに子どもがメンコにふけるようになることがそれだ――先生の講義の一節。

②いたるところに三昧境がある――先生の評語。

③三昧境はおのずから生ずるものでつくりだそうとしては無理――評語。

などとあるのもそれである。①②の意味は容易に了解したが、これはわれわれが日常茶飯事をして経験するところである。③については、自分に疑問があり、この疑問は退院直前の七月二十七日までつづいた。

この疑問の内容を要約すれば、先生は三昧境は無意識のうちに自然に到達すべきもの、「三昧境に入るべしでは思想の矛盾になる」と言われるが、自分はこのほかにいま一つの型がなければならないと信じた。このことについて自分は七月十四日の日記に、「自分が問題としているのは無意識のうちに行なわれる現象としての入三昧ではない。それよりもいっそう深く随機随処に入りうるような三昧境に到達する方法はどうかということである。いいかえれば、従来の不随意筋的のもの以外にさらに進んで随意筋的にこれをコントロールしようとする欲望がこれである」と強調した。

それより一週間後の七月三十一日退院の諸条件を予測したなかに「日常生活を通じての精力集中すなわち自分の随意筋的入三昧の修練」の一項を掲げたのを見ると、当時の自分の迷妄《めいもう》がいかに深かったかを見ることができる。自分の迷妄も執拗《しつよう》であったが、先生の老婆心もまたそれに劣らず執拗で、結局自分の根負けとなった感がある。いまさらながら感謝にたえないしだいである。かくて自分は、それからわずか二日を経《へ》てつぎのような認識にたどりつくことができた。

精力集中の道も三昧の一般原則同様、あらゆる障害をありのままにして、作業に精出すうちに自然に到達すべしと説かれる。よく噛《か》みしめるべし——七月二十三日の日記。

そして、この認識は、二十八日にいたって深化して体験になった。すなわち、全面的に従来の誤りを認めたのち、「しかもその方法はけっして難《かた》きにあらず。自分は現にさる二十三日、理知的にこれを把握していた。それから五日の後に本日ようやくこれを体験したようである。このうえはただ実践においてこれに慣れることが肝要であろう」と記した。ここに入院生活中の最大の難関であった精力集中の方法に関する問題が解決するとともに、療法一般の方法もまたそれと同時に解決せられ、その当然の帰結として、別項に記すとおり、自卑逃避の病的気分もまた消散するようになった。

自信をもって

六月三十日、自分の対人恐怖の特殊性を記したのに対し、先生はつぎのような結論を下した。

「赤裸に自我を打ち出していく。自分の現在持ちあわせた意見を言うよりほかない。」

理知的にはコジツケとわかりきったことながら、これはじつに自分の症状の中心点である。だから自分は、この寥《りょうりょう》々たる数語に肺腑《はいふ》を突かれて戦慄《せんりつ》したが、当時はとうていこの難関を突破する気力はなく、ただ行動意欲の高揚が、他日、あるいはこの問題を解決するのではないかとの漠然とした期待を抱《いだ》きえたにすぎなかった。

かくて、それまで軽視した「つねに何かをなしつつある生活」のすすめ、「いやいやながらとにかくやること、何もしない時間をなくすること」「打てば響く気合いを持って進んで飛び込むだけのこと」と説かれるお声がこころよく耳に響いて、すなおに受け入れることができるようになった。

では行動の要領はいかに、と問えばこう答えられた。「連続する行動には、当然リズムすなわち緊張と弛緩《しかん》の波があるのだから、いたずらにそれに拘泥《こうでい》したり〔こだわったり〕、あるいは、細工を弄《ろう》してはならないこと――六月十二日評語」。またこうも言われる。「外界を自分の観念に当てはめるのでなく、外界の変化に応じてみずから流転する。そこに積極的な活動と自由が生まれる――七月二十日評語」。

その後、自分はこれらのお言葉を聞き、要領に従って熱意ある行動をつづけた結果、あたかも三昧問題が解決したのと同じように、ついにさしもの難関も突破することができた。ただしこの点については、世間の風波《ふうは》がなおけわしいことを覚悟しなければならない。

自分はもはや、身代《しんだい》のありったけを人前に投げ出すことを躊躇《ちゅうちょ》しないであろう。実際問題としてかりに投げ出しても、ほかのそれにくらべてさほど見劣りすることはないであろう――七月二十八日の日記。

先生のこれに対する評語に、「いかようにはからっても自分のありのままの価値しかない」とあるが、いまや自分は、この語を当然のものとしてすなおに受け入れるようになった。何となれば自分はいかなる境地にあっても進んで人並みに行動しうるとの自信を得たからである。〔中略〕

されば自分はいま何らの疑念もなく不安もない。ある人は退院に際して乱舞したと聞いたが、ただ症状が除かれて常態に復したにすぎないから、うれしいことはもちろんながら、それほど騒《さわ》ぐにも及ぶまい。もっとも世事《せじ》の困難は覚悟しなければならぬが、それも一般人と同様のことで自分だけが特別ということもない。

筆をおくにあたって、院長はじめ療友諸君に深く感謝する。また退《ひ》いて入院当時の困惑と今日の安泰を対比してうれしくもありおかしくもある。

4 生まれ変わる

A君＝二十二歳男性・商科大学学生

症状＝頭内もうろう感、頭痛、耳鳴り、呼吸逼迫《ひっぱく》、瀆神《とくしん》恐怖、記憶不良恐怖、不潔恐怖、読書困難、罪悪恐怖、反芻癖《はんすう》、便泌、背部疼痛《とうつう》などを一身に兼ねていた。

私が自分の苦悩にたえかねて、当院に入院したのは四月十九日だった。それから七十日間の入院生活を終え、将来への包みきれぬほどの抱負をいだきながら、いま、入院中の体験を生かして新生活を開きつつある。

入院前の自分を思うとき、まったく生まれ変わったような気がする。そして会う人ごとにこの喜びをわかってもらいたい衝動にかられるのだが、神経質の苦しみを知るにはあまりにも悩みの少なすぎる彼らに、どうしてこれを知ってもらえるだろうかということに気づき、ひとり楽しむばかりである。

つぎに私の神経質症状を述べることにしよう。だが、ことわっておきたいのは、神経質の各症状にいちいち病名をつけることは自分のあまり好むところではない。

つまり、今まで漠然としていた症状にあらためて何々恐怖というような病名をつけられると、多くの場合それは真の自覚が足りないためであるが、その病名にとらわれて、症状はますます悪くなったように感じられるからである。それゆえ、少なくとも治療に当たられる医者以外は、軽々しく病名を口にすべきでないと考えるが、いま、煩雑さを防ぐためにあえて症状名をつけて、同病者の理解を容易にし、共鳴に都合のよいようにしたわけである。

私は小さいときからおとなしい子として育てられた。その当時の写真を見ると、みな顔をしかめているので、あるいはすでに神経質の芽生えがあったのかもしれない。

症状のあらわれだしたのは小学四、五年のときで、このころから学校の共同便所で、他人と一緒に用を足すことがむずかしくなった。このため、非常な苦痛をなめた。

また、同じころのひと夏、休みを利用して旅行したとき、進行中の汽車の窓から茶碗をほうったところ、それが向こう側の線路に当たってはねかえる音を聞いて、つぎにくる列車が茶碗のために脱線しやしないかと恐れ、今にも新聞に出て、刑事が捕まえにくるかもしれないと心配した。そしてこの強迫観念がいつまでもつづき、旅行は少しもおもしろくなく、同行の母を心配させたことをおぼえている。

中学三年のころからは伝染病恐怖となり、他のものに対する接触面をできるかぎり狭めた。また、当時汽車通学をしていたが、このころから起こった対人恐怖のため、いつも洗面所かデッキに乗って通学し、人との面接を極力避けた。

そして目を見られるのを恐れ、色メガネをかけたりして、学校では不良と思われたこともある。昼を嫌い、夜を好み、晴天よりも雨の日が好きになった。

もちろん心は陰気になっていったが、人前では道化《どうけ》ていた。そして心にもない道化を演じたあとでは、自己嫌悪におそわれるのがつねであった。

中学〔旧制〕卒業後、上級学校の試験に落ちたが、さほど落胆しなかった。それよりも頭が重く、イライラするのを鼻疾《びしつ》のためと思い、手術をしようとしたが、翌年の入試が迫っているのでそのゆとりがなく、苦しいながら勉強をつづけた。そのうちに症状を忘れることも多くなり、受験勉強に興味を感じ、実力もついてきたので劣等感はしだいにうすれていった。

翌年四月、希望校にパスしたが、人のようにあまりうれしい気にもなれず、気がゆるんで、またいろいろの神経質症状がぶりかえした。その年の九月、胃腸の大患に見舞われすっかり疾病《しっぺい》恐怖になり、また読書不能のため、新聞の三面記事も読めなくなった。

帰省して郷里でブラブラ遊んでいるうち、肺門淋巴《はいもんりんぱ》腺腫《せんしゅちょう》張と医者に言われて、毎日胸と胃腸の存在をひとときも忘れることができなくなった。頭内もうろう、頭痛、耳鳴り、呼吸逼迫もますますはげしくなり、風邪と不潔に対する恐怖は、私に半年も入浴することを許さなかった。

そのほか瀆神恐怖のために、いっさいの神仏に対して礼拝しないことに決めたり、犯罪恐怖のため、店に入ると万引きを疑われはしないかと恐れ、要《い》りもしない品物を買ったりした。

記憶不良感に伴う記憶追想のわずらわしさから逃れる目的で、毎日の日記をくわしく記すことにした。また記憶不良の恐れから、同じことを十数回も口に出して自分に言い聞かせるようにしなければ承知できず、不潔恐怖は高じて、一日四、五十回もリゾールで消毒を行なった。

医療にも頼れず、指圧療法、食餌療法、＊＊式健康法、そのほか漢方療法、血液循環療法、ついで＊＊術道場などを遍歴したが、苦しみは増すばかりで、感情もひからび、心から喜ぶことも、驚くことも、悲しむことも忘れたようになった。

このような不安苦悩のまま、四月はじめに一年半ぶりで登校した。ところが二、三日後に英語の試験があり、そのとき恐怖のためペンを持つ手がふるえ、意識がもうろうとしてしまった。このままでは廃人同様になると考え、意を決してかねてからその著書で知っていた興生院を訪れて、先生の診察をお願いして入院の運びとなった。

さて入院して一週間の臥褥《がじょく》〔病気で床につくこと〕は予期していたほど退屈を感じなかったので、意志薄弱ではないかと心配して、いろいろ退屈になるよう工夫《くふう》した。

一週間の臥褥を終えたときはさすがにうれしかったが、働きたいという意欲はほとんどなかった。

はじめ教えられるままに草取りをしたが、草取りは以前から嫌いだったのでイヤイヤながら手だけを動かしていた。

翌日もまた仕事が見つからず除草をやったが、少しずつ仕事に興味をおぼえ、終日この作業にばかり従事した。

起床五、六日目の午後、例の猛烈な倦怠感におそわれ、寝込んでしまおうかと思ったがかろうじて耐えた。日がたつにつれて、作業もしだいに進歩し、重作業に移っていったが、身体の倦怠感は相変わらずつづき、膝から下は脱《ぬ》けるようだった。しかし他の肉体的症状、つまり満一年間つづいた背中のぶきみな痛み、三食とればかならずそのたびに悪化して出血をみた痔疾《じしつ》がすっかりよくなり、一回につき二百回以上嚙むことを、一年半もつづけてなおらなかった胃アトニーが軽快した。そのほか、魚鱗《ぎょりん》症〔魚鱗癬——皮脂・発汗が減少して皮膚が乾燥し皮溝が目立つようになり、魚鱗紋状を呈する角化症の一つ〕、眼精疲労、頭痛、耳鳴り、反芻癖、便秘もいつの間にかよくなっているのに気づいて驚いた。

これにくらべて精神的方面では、まだ見るべきものがないと思っていた。

ところが起床二十五日ごろ、二、三日風邪気味だったので、試みに熱を測ったところ、三十七度三分もあったのに驚いた。熱があったということではなく、熱があっても気づかずに働いていたことに驚いたのである。

入院前までの自分は、三十六度八分ぐらいの熱があれば、起きているのに耐えられないほどの倦怠を感じ、さっそく寝込んでしまったのであるが、精神力の旺盛になっていることに驚かされた。

この風邪がなおってからはじつに元気になり、一日走りまわるようにして作業をし、心身はとみに活気を帯び、はじめて曙光《しょこう》を認めたのである。

これはじつに起床三十日ごろのことである。それから日ましに元気になり、他人に対する同情の念もわき、療友で元気に作業に精進するようになってくる人の姿を見ると、わがことのようにうれしく感じた。

また植物に興味をおぼえ、明け暮れ水をやることを欠かさなかった。だが日記には機械的な仕事は下の下だと評され、融通《ゆうずう》をきかせずに一体に水を与えていた自分が反省された。

庭で土に親しむとき、かつては手ひとつ動かすにも気をつかった自分が、いまこうしてシャベルを握っているのだと思うと、これまでの自分は働くために生きていたのではなく、病気をしないために生きていたようなものだと実感した。

ある夜、先生に「退院したら、一所懸命勉強すればよいでしょうか」とたずねたところ、「勉強すればよいですかとは感心しない。君はどんなに苦しくても勉強だけはしなければならない、とは考えないか」と言われたのは、まさに頂門《ちょうもん》の一針《いっしん》〔急所を突く痛切な戒め〕であった。じつにこのとき、どんなに苦しくてもやるべきことだけはやらねばならないという信念を体得した。

先生から学校に行くようにすすめられたが、まだ不安だったので、日一日と復校の時期を延ばしていた。しかしそのうちに、自分はこうして逃避しているのではないかと思い、起床五十六日目にはじめて登校した。

はじめのうちは、非常な苦痛を感じたが、日を追ってよくなり、試験も全部受けることに決め勉強に専念した。もちろん、読書不能などは考える余裕もなかった。こうしてこれなら一人でやっていけると思い、入院七十日にして、思い出深い興生院に別れを告げたのである。

退院して早くも一週間以上たったが、その間、試験に追われて息をつくひまもなかった。そのために感想文の遅れたことをおわびしなければならない。

最後に、私に更生の道を授《さず》けられた高良先生をはじめ、諸先生に心から感謝を申しあげるとともに、療友諸兄姉が一日も早く元気になられることを祈って、筆をおきます。

〔本例は神経質症状の問屋のように、じつにさまざまの症状を経験し、またさまざまな治療を受けたが、いずれも的《まと》はずれのことばかりで長い間苦しんだ例である。神経質症としては典型的なものであるが、本症の多くがそうであるようにもともとよい素質をもっているので、正しい生活態度の実践によって、りっぱに、本人の言うように「生まれ変わる」のである。〕

5　生き地獄からよみがえる

Mさん＝三十三歳女性・不安神経症、心臓神経症
症状＝心悸亢進発作、胸内苦悶、不眠症、めまい、その他
病歴＝昨年二月風邪にかかり、病後外出したときフラフラと倒れそうになったので、医療を受けた

が、その後いろいろの症状に苦しんだ。胸にこみあげてくる発作、心悸亢進発作があり、死ぬような不安をおぼえた。

一カ月ぐらいは便もとってもらうほどで、九月までは風呂にも入れず、体重は八キロばかり減った。頭部に熱感やしびれ感があり、また手足の脱力感とふるえもあり、頸部には蟻《あり》がはうような異常感覚などが出た。しだいに不眠となり、夜二時ごろまで眠れないときは睡眠薬をのんだ。翌年三月十四日に入院した。

入院日記から

臥褥期

臥褥中のはじめは不眠つづきでも、家事や何かに気をつかわないためか、わりあい楽に過ごせた。四日目に疲れが出て、五日目、洗顔のときに胸がドキドキして、十時ごろに二回発作。先生のご来診を待ちかねたが、きょうは先生が多忙のため夕方になってもおいでがなく、お部屋にうかがおうかと迷う。そのうち不安はますますつのるばかりで、とうとうご回診をお願いした。いろいろお話をうかがい、安心していつものように床についた。先生のご指導のもとに心身を鍛《きた》えなおしていただこうと思う。

起床第一日

五時ごろ目がさめた。昨夜の不眠で頭が重く疲れた。今日から起床する日なのに元気がない。（眠

る眠らないはなりゆきにまかせる。眠れなくても翌日はどしどし活動する）
八時ごろおばさんが食事と言ってくださる。ああ、規則、規則……わがままは通せない。恐ろしくなった。家へ帰りたい。朝食は一人ですませた。昼食はみなさんと一緒。こんな大勢のところでは吐き気がしたり、胸がドキドキしたりして、ただ夢中で食べた。
しかし三時のお茶のときは気持ちもなれて、起きていられることが一番しあわせと思った。後で作業のようすをお聞きした。夜、入浴後、気持ちも落ち着き、わりに楽だった。
これからも無事であるようにと祈る。十時就床。不眠で苦しむ。四時ごろ眠れたが五時半に目ざめる。

起床第三日

〔前略〕洗濯のとき急に気分が悪く、発作が起こる。食事のとき胸から食物が下らずに苦しかったがそのままいただく。母がきてくれたが、座るとこのまま死ぬのではないかと思った。（苦しいことを覚悟してどしどしやる）中口さん全治退院。本人はもとより家中さぞかしと思う。

前の日の日記を今朝書くとき、思い出そうとすると胸もドキドキして考えもつかずに苦しい。お茶のとき先生から入浴のことを言われたが、あまりドキドキし、手足がふるえ、めまいもあったのでやめた。（残念なこと、逃げずに入るがよい）今日は先生の教えにそむいた。夜は六時間あまり眠れたので、朝起きてうれしかった。

私の体は特別に悪く、先生にもわかっていただけるかしらと自分勝手に考える。みなさんも病状はちがっているが、相当悩んでいると近ごろわかる。自分も我慢しようと思う。〔めいめいが自分こそ一番苦しいものと思っている。グチを言わないこと〕

起床第八日

六時半起床。眠れるようになって五日目。不眠症もなおってうれしい。〔中略〕自室のガラス戸をふく。自分の洗濯もすんだ。母がきてくれた。不眠がなおったことを言うと不思議そうな顔をして喜ぶ。足袋《たび》のつくろい、衣服の手入れ。水まきなど。

起床第十三日

六時半起床、庭掃除。今朝は季節はずれの寒さだったが、体は寒さに勝てるように健康になった。本院、自室の掃除もすみ、午後にはウサギにほし草を与える。そのほかいろいろの仕事。

入浴時の不安がないので体じゅう洗えるようになり、以前のように湯につかると不安で落ち着きがなくなり、すぐ出てしまうことがなくなった。夜先生の話を聞く。今日も一日楽しく過ごせた。

起床第十九日

六時半起床、よく眠れた。入院して十日目から不眠はすっかりなおっている。ことに一年と二カ月ほどはとくに頑固だったので、いっそううれしい。例のとおり掃除をすませる。三時には全治退院の藤本さん〔治療第十例〕もお見えになった。胃腸神経症の方で、発病当時から退院までの話をされた。

自分も十余年間、同じような胃腸の障害があった。夜、割烹着《かっぽうぎ》の修繕をする。先生に字を直していただく。昨夜も日誌をよく見てご指導してくださる。字までお世話をかけた先生のお心を思うと、これからは読みにくい字は書かないことにする。(そういうふうになれば何ごとも進歩する)

起床第二十五日

〔前略〕昼食後、先生の本宅に、ミシンをお借りしに行く。途中どうなるかと思ったが楽に行ける。帰りはなお楽で、苦痛などしんからなく晴ればれとした気持ちで帰ってきた。また自分の買い物もした。

夕方、お掃除をしてから縫い物をする。きょう＊＊さんが癩《らい》恐怖が全治して退院されたので、お見送りに少し歩く。夜、刺繍。入浴。今日一日何の苦しみもなく働けたことを感謝する。

起床第二十七日

〔前略〕皆さんと一緒に八時ごろ農園に行く。イチゴに米俵をほぐして敷《し》く。十一時半に農園を出る。往復ともに元気であった。今日は思いがけなく遠くまで歩いたり、働けてうれしい。あのまま家にいて高良先生の指導を受けなかったら、このようによくなって、いろいろ楽しいこともできなかったと思うと入院してよかった。

起床第三十日

〔前略〕外出の仕度をして＊さんと一緒に新宿に行く。バスで別れて一人中村屋へ行く。あいかわらずの人ごみであったが、頭も別に変わりない。二幸にも寄る。気分も悪くなく買い物をする。帰りのバスに乗ると急に顔がたいへん熱くなってきた。発作がくるのかしらと思ったが、何のさわりもなく十一時過ぎに病院に着く。慣れないことをすると発作の心配をするが、まだ自分の努力が足りないと思う。不安に思いながらなすべきことをする。〔それでよし。恐れながら発作が起こるなら、起こるままにして、どしどしやるべきことをやるだけだ〕

起床第三十五日

〔前略〕夕方家へ行ってくる。入院時体重四十一キロ、入院時から三キロ増。

起床第三十六日

明日退院なので感想文も書き終わった。外出する用事もないので雑用、手伝い作業。夕方、＊さんと中井駅の近くを散歩する。日々に元気になるのが目立つ。

不安は多少あっても日常の生活には何の支障もない。楽しむときは楽しみ、笑うときはおもしろく笑える。働くことも楽しい。一つひとつ片づけていくことの、またできあがることの喜びを知る。ここで覚えた体験で処世できることを、高良先生にいくえにも感謝する。長い月日にはよいことも、悪いこともあると思いますが、これからも何分ご指導くださいますよう、お願いします。

退院に際して

いよいよ退院の喜びを迎えられますことは、先生のご恩情と、みなさまのご援助によるものと厚く厚くお礼申しあげます。

私の症状は心臓神経症、心悸亢進発作、強度の不眠症、頭内もうろう感、そのほかたくさんありましたが書きつくせません。十七、八歳ころより心臓が弱いと思っていましたが、気にかけるほどのことでもございませんでした。心悸亢進の発作は昭和＊＊年二月十日、電車のなかで起こりました。急いで下車して医師のところへたどりつきました。それまでのいろいろな容態は省きます。二人の先生がかわるがわる脈をとってくださったり、注射をしてくださいましたが長い苦しみでした。

家に帰り、すぐ内科の先生の診察を受けましたが、ヒステリーとの診断でした。それからは一瞬も楽なときはなく、寝てもいられず起きてもいられず、生き地獄とはこういうことかと悶々の日を過ごしていました。便器の世話にもなりました。二月から九月末ころまでは、もうだめだ、だめだといった日も七、八回あり、その間に医師を替えること九人でした。

そのうち五日に一度くらい楽なときが五分間ほどあり、三日に一度ぐらい苦痛の休まるときがあるようになりました。入浴も十日に一度はしますが、目をあいていられず、めまいなどいろいろな苦痛で、生きた心地もなく、母に洗ってもらっていました。

今年の二月から床を離れましたが、顔を洗えるだけで何もできません。それでは生きているというだけで、死ぬより苦しく、煩悶の日を暮らしていました。

松井先生のご紹介で、高良先生のご指導を受けるようになりました。臥褥六日間、起床して二日は少々の仕事にも疲れ、胸がドキドキしました。面会のときに、母に割烹着を洗ってもらったり、ふとんを干してもらったりしましたが、二日過ぎには洗濯もどんどんでき、あの頑固な不眠症も全治してまいりました。

毎夜、床につくとき、いろいろの苦しみがきて、明日までに死んでいるかもしれない、これだけ人力をつくしたのにやむをえないとあきらめたものです。

それでもだんだんよくなって、今ではなんのさわりもなく働けるようになりました。これはすべて高良先生のおかげでございます。〔以下略、入院四十三日間〕

6 視線恐怖、赤面恐怖よ、さようなら

R君＝二十五歳男性・大学生

私はこのやっかいな病気になる以前までは、非常にほがらかで、よくしゃべり、アユのようにピチピチしていました。
人前で話をするのが楽しみで、私の妹などは自分の友だちが遊びにくると、いつも私を引っぱりだしてはいい気持ちになっていました。また、人の世話をするのが好きで、友だちを先生に紹介したり、人のためにいろいろ骨を折ったりしていました。
友だちに「きみは初対面の人とすぐ友だちになってしまっていいなあ」とよく言われました。中学〔旧制〕では、三年のときから卒業まで級長をしていました。〔中略〕
要するに超外向的で、少しもじっとしていられない性分でした。こんな性分だったので一度この病気にかかったその苦しみは、言葉では表現できないものがあります。生き地獄とはこのようなことを言うのでしょう。先が真っ暗で希望も何ももつことができませんでした。

ちょうど二年前でした。人の心はいくら隠しても目に現われるものだということを、たいへん気にしました。よく人が「いくら隠したってきみの目がものを言っているぞ」などと言うのを聞きますと、いまに私もそんなことを言われやしないかと、たいへん気にしました。それは私が罪のかたまりだからでしょう。

キリスト教では、この罪ということを、非常に重んじます。まず自分の罪をはっきり認めて、自分は罪人の頭《かしら》であることを神の前に白状し、懺悔《ざんげ》の祈りをしてキリストの十字架の血により清められ、許されるというのですが、やはり人前に出ますと、私の目を見て心のなかまで見すかされているような気がして、苦しくてたまりませんでした。

父は「お前にとって大事なのは、人ではなく神なのだから、人が何と考えようと、神さまが汝の罪許されたりとおっしゃってくださるのだから、そうですか、ありがとうございますと従順に受け入れていかなければならない。百万人の敵を向こうにまわしても敗れじの構えでいけば何でもない」と言いましたが、「でも」とぐちをこぼしてなかなか父の言葉に従えませんでした。

「女を見て色情を起こす者は、すでに心のなかに姦淫《かんいん》したるなり」の聖句が、どんなに私の心を苦しめたことでしょう。この聖句に従えば、私は日に何度となく心のなかで姦淫を犯していることになり、いくら私がそれを言わなくても、人は私の目からそれを読みとりはしないかと考えました。その苦しいことといったら、本当に穴でもあったら入りたいぐらいな、いや、煙になって消えてしまいたいぐらいでした。

そんなわけですから自分の目を人に見せたくない、したがって人前に出たくない。これが対人恐怖となり、さらに赤面恐怖へと発展していきました。

そこでまず目を隠すために黒眼鏡をかけて、約一年ばかり通学しました。恥も外聞もあったものではありません。しかも、夜もかけていましたから、私を知らない人は目が不自由なのだと思ったかもしれません。学校の友だちには目が悪いということにしておきました。しばらくの間は少し楽でしたが、相手の顔はほとんど見ないで話をしました。

ところが、こんな眼鏡をかけているのはみっともないし、人にいやな感じを与えることを知ったのでやめました。しかし、なれていた黒眼鏡をとると目がまぶしくなり、顔をしかめるようになりました。たまたましかめている顔をショーウィンドーで発見して、非常に醜《みにく》く、恐ろしく、とにかくいやな顔だったので、そのときから目が光るような感じや、笑うとき顔が醜くなりはしないかと気になりだしました。

結局、下ばかり見ていては、人に悪い気持ちを起こさせるから、無理をしても人の目を見ようと試みました。さあたいへん。いったい目はいつまで見て、いつはずせばいいのか、相手の目のどこを見たらよいのか、瞳孔か、まぶたか、眉毛か、はずした場合は鼻を見るべきか、口を見るべきか、それともタタミを見るべきか、何が何やらわからず、あんまり見つめていると、相手の目がだんだん大きくなって私をにらみつけているように感じました。〔中略〕

道を歩いているときも、始終ガラス窓にうつしてみました。電車のなかでは外の景色ばかり見ていました。友だちには居留守を使い、クラス会にも出ませんでした。

温泉に出かけたり、灸《きゅう》もずいぶんやりました。＊＊氏の食養生をしたり、漢方薬、もみ療法、手のひら療法など、みんな徒労でした。何度自殺を考えたかわかりませんが、やはり死ぬのはいやで、未練がましく生きながらえましたが、今になってみると生きていて本当によかったと思います。

こんな状態でいるとき、森田先生の著書を読みましたが、すでに他界されたそうでがっかりしていたとき、高良先生からご本を送っていただきましたので、むさぼり読みました。前より平易で全部わかりました。

十月ごろ、一度診察をしていただきましたが、三学期が終わってからのほうがよいと思いましたので、それまでくり返し本を読み、入院したころはほとんど暗誦していたくらいでした。この本を読んで、自分はかならずなおると確信しましたので、いっさいを先生におまかせして入院しました。

寝ている間も、退屈《たいくつ》になるものと覚悟していましたが、たいした苦痛もありませんでした。また起床し始めてからも、気分はよくなったり、悪くなったりするものだと言われましたので、どんな場合も有頂天《うちょうてん》になったり、悲観したりしませんでした。

起きると仕事をバリバリやりました。仕事そのものはパッとしていなくても、どんなものでもよいと思ってやりました。目につきしだいとびつきました。夜はクタクタになってしまいました。

この生活いかんが一生の分かれ道だと思いましたから、だまされたつもりで、とにかく先生のおっしゃるようにやりました。少なくとも私の力を全部出してやりました。

庭を掃《は》きながら、よく口のなかで「なおるなおらぬは私にまかせてよい。とにかく言われるとおりの生活をしていくよりしかたがない」をくり返したものです。

外出を許されたとき、はじめて入院中に自覚しない悟りが行なわれていたのだということをはっきり感じ、感じると自信がついて病気はいっそうよくなりました。

退院してから、この感じはひとしお強くなりました。また退院したからといって、磊落《らいらく》な人間になったというのではなく、恥ずかしくてもやるべきことをどしどしやれるようになったのです。

今後はこれまでの体験を実生活に生かしていくことが大切だと思います。もし、生かしていかない場合は、病気は再発するでしょうし、そうなった場合の責任は当人にあるのだと思います。つねに不安のままで、ビクビクしながらも、やるべきことはどしどしやる自信が、ますます強くなってきました。

退院第一日目である今日の学校の講義は、今までになくよくわかりました。自分のことなど忘れて、傾聴できました。つまり、退院後の責任は、自分ひとりにあるのだという気持ちのためでしょう。

二時の高良先生のお話はたいへん有意義でした。私などは聞くともなく聞いておりましたので、たいてい忘れてしまいましたが、今になってみますと、やはり大切な事柄は自然と頭に残っており、血となり肉となっていることをはっきり感じます。

こうして感想文を記していますと、以前のことが十年、二十年も昔のことのような気がします。

なつかしいような、また、一面おかしいような気がします。

ここまで導いてくださった先生のお骨折りは、並大抵《なみたいてい》のことではなかったろうと推察します。深く感謝しております。

そのほかの皆さん方も、よく私のようなものに対して親切にしてくださいました。楽しい生活と、一生忘れられない美しい友情を示してくださいましたことは、何とお礼を申しあげてよいかわかりません。

私の家は井の頭公園の近くにありますので、お近くにおいでの節はお立ち寄りください。今度は居留守など使いませんから。

7　当たって砕けろでなおった赤面恐怖、劣等感

S氏＝二十六歳男性

私の症状が現われたのは、中学一年の一学期のときだった。それまでの小学校の先生と違って中学の先生に非常に恐ろしい感じを受けた。上級生の蛮風《ばんぷう》も、私の弱い性格には強烈な刺激となった。

ある日の野外演習のとき、上級生の武装器具を借りて行なったが、後でその一部分品を紛失していることに気づいた。教官に届ければ、きびしい先生だから平手打ちぐらい食うかもしれない。正直に届けようと決心しても、その日になると怖《こわ》くなって、二、三週間が過ぎてしまった。ある日、

偶然その紛失したと思っていた品が現われた。急に安心したが、また別の恐怖感におそわれた。

この品を持っていけば教官から怒られるだろう。返すにしても恐ろしい。上級生に見られないで銃器室に入ることに不安を覚えて、どうすることもできなかった。

私はしまいにはこんなことにあきてしまった。それより、そういう不安をなくすために、自分の心を強くしなければだめだと思いこむようになった。何だ、たかが一個の小さな物品ではないか、コセコセするな、もっと磊落になったらどうだと自分に言いきかせ、そう思うことによっていっさいの不安から逃避しようとした。（それが強迫観念化する所以《ゆえん》だ。当然の人情を否定する態度である。**ビクビクのまま、恐ろしいまま届けるのが正常な態度だ**）そのためには、自分の態度も直さなければいけないと考え、弊衣破帽《へいいはぼう》〔ぼろの衣服に破れた帽子という旧制高校ではやったバンカラな風俗〕、ことさらに肩をいからして歩こうとした。他人が自分を見れば、負けるものかと私も相手をにらみ返したりした。

この意気ごみには、実にたいへんな努力を要したので、家に帰るとぐったりすることが多かった。

また二年生のころ、ある友人の不正行為を見て、この男を教師に告げ口をして、クラス全体の不快な疑惑を払いのけようと思ったが、その男の立場を考えてそのままにしておいた。ところが、そのころから教師の視線が自分とその男に集中されているような気がした。頭のはげた老教師の顔が眼前に大きくクローズアップされて、顔を上げることができなかった。

不正直をやったその男も悪いが、それを知っていながら隠している自分も同類ではないかという罪悪感に追われるようになった。私の赤面恐怖は、以前と今度とで決定的な刻印を胸中に植えつけた。

教師の視線を感じたとき、私は自分がパアッと赤くなるのを意識し、はなはだ狼狽《ろうばい》するのがつねであった。いっそのこと自分を苦しめている男を突き出してやろうかと思ったが、その男の日ごろのクラスの人気を思うと、どうしてもできかねた。

家にいても片時も明朗な日はなかった。自嘲、自己内省癖はこのようにして、しだいに助長されていった。強い人間にならなければだめだといろいろ思いこむようになった。

心にもなくクラスの腕白者と交際したり、大言を吐いたりして、他人に強そうに見られることを得意がったりした。しかし、人は誰も私を強いと見てくれなかったので、内心少なからずさびしさを感じた。

所詮《しょせん》、どんなにがんばっても、自分は強い人間にはなれないのだと知った。卒業と同時にある学校を受験したが、自分の実力を知っていたので合格するとは思わず、虚勢で受けたのである。ところが、私の虚勢は受験場に集まっている自信たっぷりの連中の前で崩れ去ってしまった。苦痛にたえかねて、私はすごすごとそのまま帰ってしまった。

このころから私の対人恐怖はいよいよ始末のつかないものになってしまった。反動的に、自分を下等に評価することによって、みずからを不自然にも抑えていた。

毎日、家に閉じこもって小説類、それもジメジメした頽廃《たいはい》的なものに溺《おぼ》れていった。人のいないところを選んでは出かけた。人気のない谷間、うっそうたる杉林のなかを一人さまようことによって、自分はとても衆人とともに生活を営むことのできない変質者か、下等人物であるという気持ちをまぎらわせていた。

ついに父が見かねて、ある会社に勤務させてくれた。私は社員として机に向かっていても、劣等感に追いたてられ、少しでも人の視線に合うと、もはや赤面地獄に突き落とされてしまうのだった。仕事も思うようにできなかったが、それでも月がたつにつれて、どうやら普通人並みにやっていけるようになった。

ところがある動機で、私の赤面恐怖はいよいよ露骨になってきた。その対策として、地下室に降りて冷水で顔を冷やしたり、室外に出たり、ひどいときにはウイスキーを薬ビンに入れてひそかに飲んだり、上衣を脱いだりした。

もう肉体的にも、精神的にもクタクタになってしまった。外出しても上を向いて歩くのが苦しくなった。仕事は完全にやりたいが、症状にとらわれているので思うにまかせない。医師にみてもらうと、神経が衰弱しているから、ものごとを敏感に感じられるのだ、当分休んだほうがいいだろうと言うので、数カ月間家でブラブラしたり、温泉に出かけたりして遊びまわった。

しかしのん気なのは外見だけで、心のなかはいつも仕事のことでいっぱいでイライラしていた。

〔中略〕

私はついに退職した。劣等感や自己嫌悪感は増大するばかりであった。ところが昨年の暮れに、偶然高良先生の著書を知り、退屈しのぎに取り寄せてみた。読んでいるうちに、かつて私が暇にまかせて自己性格解剖をやって、それを父に見せて自分に対する父親の理解を求めたことがあったが、そのとき書いたものと実によく似ていることを知った。何だかはじめて自分の理解者が現われてきたような感じだった。

三月十日に上京し、入院してさっそく臥褥《がじょく》した。この日は旅の疲れもあって、頭が痛んで困った。入院初日、先生に呼ばれたのを知っていながら返事をしなかった。後で白状したら注意された。そのとき先生から境遇に服従すること、態度から改めることを申し渡された。そこで、努《つと》めて笑顔を作ることにした。

態度を正しくすることが、心を矯正するとはまったく気がつかなかった。とにかく、半信半疑ながらも臥褥をつづけた。

臥褥中、たまたま売薬品を枕もとに置いていたら、先生に見つかり、こういう気休めはよしたまえと叱られた。トランクのなかの薬品も先生に持っていかれた。

翌朝、胃痛があったので、昼食をよそうかと思った。先生がちょっと恨《うら》めしかった。しかし、責任は先生にあるんだという気持ちで、思いきって普通に食べたが何ともなかった。そこで妙にうれしくなった。これだと直感した。まあ、やってみれば、私の症状だって案外独断的なものかもしれないぞと思った。

とにかく、その日その日をわからないままに過ごしていった。そのうちに自分が少しずつながらよくなっていくのを自覚した。たとえそれがわずかでも、自分の向上に気づいたときは非常にうれしかった。これで救われるかもしれないぞという気持ちが、いよいよ強くなった。

外出初日の私の日記の一節に、こう書いてある。「本宅に行って板を持って帰った。相当な不安があった。だがここで逃げてはだめだと心のなかから叫ぶものがあった。四人連《づ》れの若い女性や、身なりのよい紳士が現われても、私は自分の人夫のような姿を気にしながらも、そのままの気持ちで押し通した。先日の引越し当日より、道のりが短く感じられたのは少しなれたためらしい。」

以上のように、私は自分の変化に気づいた。これも、これまでの入院中の生活内容がそう導いてくれたのだと思うと、先生に対する感謝の念でいっぱいである。

今日午前中に、一人で目黒まで山手線に乗り、都内をまわってきたが、別に恐怖や劣等感に責められずにすんだのは、まったく予期した以上であった。

痛切に感じたのは、計画したことは断然実行するということである。これが私たち神経質者を救う道だと信じる。当たって砕ける意気ごみの前に、案外対象はもろいものだ。

私の入院生活はあまり成績のよいほうではなかったが、私が予想したよりも早くなおったのは、まったく先生や皆さんのご指導の賜《たまもの》であると感謝している。〔入院五十五日〕

〔本例は退院後の手紙によると、ますます経過がよく、非常な努力家となって、もともと優秀な素質者であったことを証明している。

悩ましい劣等感は、じつは向上発展欲の強い性格の半面の現われにすぎなかったのである。〕

8　ふるえ恐怖、対人恐怖

B氏＝三十九歳男性・郵便局長
病歴＝約二年前、部下を集めて訓辞を述べるとき、身体がふるえたのが、非常に恥ずかしく、これが動機になって、その後人前に出ると体がふるえた。役所で対談するときは、安楽椅子につかまっていなければならないようになった。

私が診察したときにも、激《はげ》しいふるえのため椅子まで揺《ゆ》れるほどであった。入院後も初期には茶会のときなどぴったりと柱にもたれ、腕をしきりにさすったりして、人目をごまかしていた。しかし、こういうことをいっさいやめ、ふるえながら逃げないで行動することに徹して、しだいに好転してきた。

退院時には、病感はなおあったが、人目につくようなふるえはなくなったのである。ふるえがひどかったので、以前、脊髄《せきずい》の病気と診断されたこともあったが、これは器質的なものと異なって、一人のときにはふるえはなかったのである。

退院時の感想記録

いま、退院するにあたって、六十二日間先生の手厚い指導のもとで得た闘病体験を記して、神経質治療に貢献される先生の資料にすることができれば幸いである。

自分が症状を強く自覚しだしたのは、一昨年九月なかばごろであった。人前で緊張するときふるえの発作が起こり、しだいに対人恐怖になり、ときには家族の者にも知られるようになった。多数の部下をもち、公式会合への出席、他家への訪問なども、ふるえの予期恐怖のためにできなくなり、まったく絶望的になったが、また治療のことを考えてあれこれと迷ったりもした。温泉での湯治《とうじ》中は、静かな環境のためにだいぶ落ちついたが、帰るとまた同じであった。＊＊市の専門病院で、多発性硬化症などと不治の病名をつけられたり、その後は＊＊療法、灸などの治療を受けたが、精神的なものであるという確信もあった。

本を求めて静座法、鎮心《ちんしん》法などを実行したが効果はなく、ついに上京して＊＊病院を訪れて三週間入院した。しかし、かえって悪化したように感じ、帰道して焦燥の日を過ごしていた。

ついには脳の狂いではないかと思って、市立病院の精神科を訪れたところ、先生の『神経質と神経衰弱』という本を教えられ、さっそく精読し、先生に質問の手紙を出した。先生から「振りかざす太刀の下こそ地獄なれ　一足進めばあとは極楽」という歌と、入院がよいとの返信があった。

しかし、まだ決心がつかず、いろいろの方法を試み、霊法を行なうという高田派僧侶のところへ、三カ月間毎日のように通院したがそれも効果がなかった。

ついに昨年十一月、上京して興生院に入院した。七日間の臥褥中、不安はますますつのり、これでなおるのかと思い、あるときは先生に食ってかかったようなこともおぼえている。しかし、しだいに落ちついて、慈愛の先生への信頼がわき、お力にすがることを心に誓《ちか》った。

七日目起床。他の患者はどこが悪いのかわからないので、ただ、自分だけが恥ずかしい病気に悩んでいるのだと思った。朝食を皆と一緒にしたが、症状を抑えることばかりに気をつかって、どうして食事をしたかもわからないほどであった。

予期恐怖のため、いつもビクビクし、食事やお茶のとき発作が激しく、茶碗の音や箸《はし》や咳《せき》の音にもびくついていた。しかし、作業に対しては積極的で不安もなく、先輩からの注意に腹を立てたりしたこともあったが、すぐその非を悟って協調していった。外作業の土穴掘り、草取り、小石並べ、各種当番の仕事など、また人の気づかないような、人のいやがる仕事も熱心にやった。今から思うと、これも闘病への重要な道程であった。

背骨、腰椎《ようつい》などの痛みが激しかったが、しだいにうすらいで今は何となくこころよい痛みが残っている。外作業はN君と共同でやり、たがいに励《はげ》ましあった。

夜の刺繡などもはじめての経験だったが、しだいに熱中するようになり、作品の完成を喜んだ。不安はなおつづき、病感もあったが、時がたつにつれてそれも軽くなった。

箱づくり、筆立て、ペン皿、羽子板、ペーパーナイフなども病苦のなかで作り上げた。今まで気づかなかった自分の能力の現われる喜びはたとえようもなかった。

不安を不安として受け入れる境地のなかに、時は流れて年が明け、しだいにふるえの発作も減った事実を認めて、感涙《かんるい》にむせんだ。誤った固定観念は自分だけではどうすることもできず、神経質の体験を積まれた先生の力によって、自分の生命力の偉大なことを知ることになった。

この病気こそ神の下したまえる試練であると信じ、興生院生活を基調にして、前進しなければならない。〔以下略〕

〔本例はこの一回の入院で著《いちじる》しく軽快したが、一年をへて再入院し、まったく根治して十数年再発もなく、元気で活動している。〕

9　乗り物はタクシーだけ

F氏＝四十三歳男性・会社役員
症状＝不安神経症、心臓神経症
病歴＝昭和十一年、虫垂炎で入院。手術を受けたとき、麻酔のため、パントポンを注射され、医師から心臓がよくないと言われたことが気になりだした。

外科に入院三十日目ごろ、激しい心悸亢進発作をきたし、その後、ときどき軽い発作をもつようになった。

十一年三月の前の手術の場所にヘルニアをきたして手術を受けたが、その年には二回、恐ろしい心悸亢進発作を起こした。その後、しばしば軽度、あるいは中程度の発作が起こり、しだいに不安をまして外出困難となった。

最近二年間はタクシー以外の乗り物に乗れなくなった。タクシーならば、発作のときただちに医師のところへ行けるという心づもりがあるからである。
現在、発作のときは心悸亢進のほか、あとで患者が手記に示すような種々の症状を伴う。通勤には往復ともにタクシーを用いる。対談会議中にも、しばしば発作が起こる。医師にはノイローゼと言われ、種々の薬物療法を受けたが効果がなく、発病六年後、興生院で森田療法を受けた。

入院日誌抄

臥褥第一日

観念がそれからそれへと変転して、とりとめがない。先生が言われるとおり、思いつくすようにするが、どうしても思いつくせない、夜更けに前額部に痛みを覚えたが、これははじめてのことである。

同第五日

退屈で何ともしようがない。二時のお茶に集まっている先輩諸君の高声の体験談のあれこれが耳に入る。なかに「臥褥一週間の忍苦こそ、快癒《かいゆ》の関所であった」という者があり、天来の声のように思われて緊張した。

同第六日

「明朝から起きてみますか」と先生に言われ少々不安になり、終日を暮らしていたところ、夕食後、突然風呂に入れと言われた。

最初の試練がもうきたのか、自宅の風呂さえ一人では安心して入浴できないのに、ましてよその風呂など大禁物と思った。しかし当面なすべき仕事だし、逃避は許されないぞと決心して浴室に入る。（苦しいものと心得て、当たって砕ける気持ちで）

立ちこめる湯煙の温感、心構えが危く崩れそうになる。不安とともに浴槽にひたる。すぐ流し場へ出て手早く洗う。何ともない、またひたる。何ともない、今度はたいへんていねいに全身の洗い直しだ。落ちついて浴室から出られる。

日ごろの私なら入浴後は、はなはだしく不安になる。人は入浴後の爽快《そうかい》を喜ぶのに、私は湯上がりの心臓と血圧を憂《うれ》える。何という惨《みじ》めさだ。

しかし、今日はどうだ。その不安をじっと見つめていられるではないか、少し搏動《はくどう》は大きいが、これは湯上がりの誰にでもある現象であろうと思いながら。（その当然を自分だけ特別だとする差別観から、恐怖感が生まれる）

起床第五日

先生の評にいわく「正受不受」と。正しく受けるは受けざるなりと、訓読してよろしいでしょうか。語義はむずかしいが、先生の日常のご訓話より推測して、事実を正しく受け入れれば、憂いを残さないと判断した。

そして現在、多少なりとも修得しつつある私の体験に合致するものがあることを知り、私がもし先生の膝下《しっか》に参ずる機縁がなかったら、永久に救われなかったのではないかと思い慄然《りつぜん》とした。（中

略〕

ヒマラヤ杉の下枝を剪定《せんてい》した根を見る。残念なことだ。後にくる人のためにと「禁剪定」と木札をつけた。(このようなことに気づき、ただちに適当な処置をとるのは大きな進歩。外界の物事を処理するうえに神経質の細心を発揮すれば、それが長所になる)

起床第八日

入浴後爽快。体重五十八・二キロと一・八キロ増。今日は、つぎのような疑問が起こっておりますので、ご教示願えれば幸いに存じます。従来、私の神経症は心悸亢進に始まり、他はつぎのとおりです。すべて発作的。

手足の冷感、頭部の熱感、頸、肩、背のこり、めまい、手、足、まぶたのふるえ、上膊、足脚の脱力。

右については、血管運動神経症のための血圧変動によるものと思っております。しかし、先生のご診察を得てから三週間、入院以来二週間たって、おかげで心悸亢進はもちろんなくなりました。各症状も一、二のきわめて軽い発作はありましたものの、みな仕事をしている間に消失しているほどです。まことに良好な状態にあるものとありがたく思っております。

そこで、右列記症状が消失しつつあるのは原因として、血管の神経症がなおりつつあり、したがって血圧の動揺も落ちついてきているのではないでしょうか。おたずねいたします。(症状はすべて精神的不安から、自律神経の一時的変調をきたすために起こるもので、精神的に安定してきたから、

自律神経の変調もなくなったものです)

起床第十五日

〔前略〕兎《うさぎ》の餌の草を取りに、近所の長い坂を登って広い原に出る。谷をへだてて徳川邸の森の樹々が折りからの夕陽にはえて美しく、その壮麗な景色に打たれた。そして、不思議にも強い希望が、世のなかに出て働きたい衝動が脈々と全身にあふれた。帰院後も何か生まれ変わったような、青春時代に返ったような気持ちでいっぱいだった。(一つの転回である。希望のある日々がこれ好日。希望は無為の生活からは生まれない)

起床第二十二日

〔前略〕新宿へ買い物に行く。駅前からバスに乗る。二年半以来のことである。乗る寸前まではちょっと不安だったが、そのままで乗るとかえって平静になった。そして、こんな平静な乗り心地が、どうして以前は悪かったのかと思われて、何か他の乗り物に乗っているような気持ちだった。

オリンピック、不二アイス、二幸、紀伊國屋書店など、つぎつぎに少々の買い物をする。折りからの祝日で、新宿の繁華街はたいへんな人ごみであった。そのなかをじつに平易な気持ちで(家人が一緒だったら、みな喜ぶだろう)、ちょうど旅行者のように漫歩しながら、店々の飾り窓をのぞいては楽しんだ。

今日にひきかえ、一カ月前はどうだったろう。外出には遠近を問わずムダな自動車を使い、出先の用事も一店だけですませるのが原則のようになっていて、店のショーウィンドーを楽しむなど思いもよらなかった。
それにしても、今日の変わり方はどうだろうか。帰途バスのなかで思わずまぶたに熱いものを感じた。〔中略〕
お茶のとき、先生から「退院しても、よいときも悪いときも、ここで得た心構えを崩さないように」とのご注意があった。
起床第二十四日＝十一月二十五日
退院。ここで三十日間つづいたこの日記も終わりを告げる。
日記のあとに
入院三十日、厳しいなかにも、惜しみなく愛情を注《そそ》いでくださった先生に、ただ感謝の気持ちで言葉もありません。
六年の間、行住坐臥《ぎょうじゅうざが》、片時《かたとき》もはなれない神経症に悩みはますますつのり、半生はこのために、ついに空《むな》しくなるかとさえ思われて悲嘆《ひたん》に暮れていました。
ふと先生の著書を知り、先生の病院を知りました。臥褥六日、起床二十四日、治療の方針は、まったく身にしみることのみでしたが、不安や苦痛に対しては精神的服従を堅持いたしました。
そして、入院以来一回の発作もなく、こんなにわずかの日数で貴《とうと》い体験を得、健康を取り戻すことができました。明日からは実生活が待っています。当たって砕ける心構えで、先生の期待にそむかぬ決心をしております。

10　三十八・五キロから五十六キロ突破まで

F氏＝二十五歳男性・鉄道員

症状＝胃腸神経症

病歴＝中学二年ごろさかんに柔道をやり、空腹のまま大食をして胃拡張となった。しだいに貧血し、やせ、また便秘しがちになり、浣腸《かんちょう》をしなければならないようになる。

そのころ、天理教に入り、服薬を中止して、毎朝四時に起きて教会に奉仕したという。しかし、胃腸はやはり悪く、便秘があるとつぎに激しい下痢があり、七年間もこのような状態をつづけた。

その後、＊＊式健康法に従って朝食を廃し、クリマグを飲んだりした。つねに胃が張っているようで、さかんにゲップが出る。苦しいので食べたものを再び口の中に出して嚙むという、反芻《はんすう》をやるようになる。はじめは指を入れて出していたが、あとでは随意にできるようになった。

睡眠も不良になり、仕事も思うようにできず、夜は八時就床、朝は八時半ごろ起床するという状態である。体が非常に冷えやすく、夜は湯タンポを数個入れないと眠れない。

入院前の手紙の文中に「身長一・六二メートル、体重四十キロ。著書を読んでただちに入院の手続きをと思いましたが、体重四十キロの衰弱体を取り扱った記事が一つもないので、とても自分のような者は入院不可能と言い渡されるだろうと、一人で悲観していましたが……」と書いてある。

本例は入院時に体重が三十八・五キロしかなかったのに、五十二日間の入院で体重四十八キロとなり、九・五キロの増加、退院後ますます増加して、三月三十一日の手紙によると五十六キロになったという。

入院日記抄

入院第一日＝十二月二十一日

先生がこられ、反芻を絶対にしないこと、毎日三度ずつ食べること、手足が冷えてもいろいろの手段を講じないこと、夜は眠れれば眠る、たくさん眠る必要はない。かならずなおるということなど注意された。

自分は入院を決意したときに、すでになおると信じていたが、いま、先生からのお言葉によって、ますますその感を深くした。

第二日

先生のお言葉どおり、朝昼晩とも腹いっぱいいただいた。入院前、働いていたときでさえ一日二食で、そのうえ茶碗一杯か二杯しか食べなかった自分が、反芻もやらずゲップも出さずに（ゲップは自分の習慣から作られたもので、腹ぐあいを知るメーターのようなもの）、三度、三度腹いっぱい食べるので食後の苦しさはどうにも致しかたないほどである。

第三日

胃がすっかり疲労し、消化機能が中止したのか、昨夜から今朝にかけて、胃のなかで醱酵したものがさかんに突き上げてくる。お昼ごろから下痢を始めたが小便同様。苦しくても食事だけはした。反芻もしない。下痢六回、しかも苦しみのまま眠れた。

第七日

今日も腹いっぱいいいただいた。二杯から三杯食べられる。食事中はそうでもないが、あとから起こる反芻感とともに、苦しさが出る。昨夜、満腹感の苦しさでどうにもしかたがなかったが、夜中に目がさめたら例のガスが口から出るので、明日は下痢だと観念した。朝になって、下腹部がキリキリ痛み、少しばかり下痢をしてすっと気持ちがよくなった。

起床第一日

朝食を皆とともにとる。自分の好きな作業を皆とともにさせていただけるかと思うと、うれしくてしかたがない。インク入れの蓋《ふた》がこわれていたので、桐の木片で作った。

入浴のとき、体重を測ったら四十三・一キロ、入院時には三十八・六キロだったので、四・五キロふえている。

同第六日

〔前略〕三時ごろになってもまだ腹が苦しく、屈《かが》むわけにいかない。そのうえ、すっぱい汁まで出るような気がする。でも苦しいままじっとこらえる。

そののち、また薪《まき》割りをする。しかし、いいかげん筋肉疲労を感じたので、作業室で袋貼り。夕食のときは腹がすいている。「おれの腹こそ、正真正銘の神経症」だとこのときつくづく思った。

この恐怖症がなおらないうちは、まだ落第坊主だ。でも餅に対して自信をつけることができたのはありがたい。「何を食べても一定の時間がたてば空腹を感ずる」ことを確認したが、病をなおす心に徹していないようだ。

夜、先生が見えていろいろ話をしてくださる。先生は本当の意味の話し上手で、たとえば、父親が酒飲みだったということから、飲酒について心得るべきこと、酔態をわが子に示すべきでないことなどを肉をつけ、皮をつけて話されたのには敬服する。

自然にまかせれば苦痛は長くつづかないということや、ヒルティという人の言葉と、先生の言われることが同じであるという話など、先生のお話は上品で、どの言葉にもそれとない教訓を含んでいる。

また「人の虚栄心がよくわかるのは、自分にもそれがあるからだ。人の虚栄が虚栄だとすぐわかるなら、自分の虚栄も何にもならないわけだ、すぐ人にわかるのだから」とか、「神経質のなおった人は、他人の神経質に同情と理解がもて、人の症状を治す手つだいもできる」など、お話がある。

起床第二十一日＝入院第二十九日目

〔前略〕あんなに食うことができなかった私が、人並みに二杯も食べるようになっただけでも満足だ。今までは、いったん下痢をするとすぐ絶食。つぎからは飯を恐れて一杯か、あるいは葛湯《くずゆ》で腹ばかり案じていた。

「要するに、食事恐怖はそのままに恐る恐る食うのだ。そして、それに慣れることだ。それがわかればもうよい、下痢するままに食べなさい。神経症だからかまわないのだ」と先生は言われた。自分の心もこれで決まったような気がする。逃げ道がないとわかったのが悟りだと言われたことが、気持ちよく響く。〔以下略〕

起床第三十三日＝入院第四十一日

〔前略〕終日の作業、まったく光陰矢のごとしだ。入院して四十一日となる。体重測定四十六・一キロ、入院当時よりまさに七・六キロの増しとなる。

起床第四十三日

午前、先生とともに慈恵医大に行く。〔とくに先生に依頼されて〕学生の前で自己の変化を話す。体重測定、入院五十日間で九・六キロ増加。

退院にあたって

先生に「神経症」の診断を受け、いったんこの病院に入院した以上、私たちの生死は先生のお手に移ります。人知れぬ症状に悶々の日夜を送り、あらゆる手をつくしてもなおることのできなかった私たちは、自己の症状については本当に素人です。

十数年来の症状に悩みつづけた私は、症状に対するあらゆる方法を編み出し、これこそ絶対真理であるとのみ思いつづけてまいりました。少なくとも、自己の症状に関しては、親も医師も、その他いかなる人も絶対に理解し得ないものとあきらめていました。

しかし、自分の症状に自己流の対症療法を講じているうちに、だんだん動きがとれなくなりました。そして健康体となる方法がないものかと苦心しているとき、たまたま『神経質と神経衰弱』を読み、その記事が自分の症状にあまりにもよく適合しているので、「これこそ真に救われる道だ」と信じました。

先生を訪れたところ、胃腸神経症だと診断され、ただちに任せきった生活に入ったわけです。任せきった生活にも肉体的な苦痛が相当ありました。そのたびに、先生のご指導が心によみがえってきます。「なるほど、ここのところを先生は教えてくださったのだ」と、後から後から湧《わ》き起こってくる喜びは、肉体的苦痛を打ち消してあまりあるものでした。

入院当時の三十八・六キロが、五十日間で四十八キロとなり、まさに十キロ以上増です。世のなかには私たち同様、神経質症状に悩まされている人がどんなに多いことでしょう。これらの人々にこの療法をお伝えし、ともどもに喜びの生活にひたることができるようにするのが、私たちの務めのように思われます。〔入院五十二日間〕

退院後通信

前略、毎日毎日元気で勤務しています。この土曜日にはぜひ東京へ行き、月曜日の三時におじゃまさせていただこうと楽しみにしております。

今日、夕食後体重測定しましたら五十六キロありました。風呂場に行くと「＊＊君、奇蹟だなあ！あの有名なあばら骨がすっかり隠れたね。おれがやせたらその病院を一つ頼むぜ」などと、どこへ行っても話のタネにされてしまいます。〔中略〕

これまでは合宿の飯も朝は抜き、昼一杯、夕食二杯ぐらいをビクビクしながら反芻で終始しましたのに、今では五杯もやっつけると、最後はお給仕のおばさんの顔を見て、にっこり笑ってから「どうもおいしくってね」ぐらいのことを言ってからでないと体裁が悪くて出せません。

役所では、神経質者はどんなにがんばって働いてもへたばらない特典を与えられているそうですから、もう大いばりです。〔以下略〕

11　人間の正しい道を悟る

Y氏＝二十八歳男性・教員

症状＝対人恐怖、胃腸神経症、書痙

退院時感想

入院以来五十六日、いま、静かに入院前後のことを顧みますと、数々の感想が雲のように湧いてまいります。私は現在それをうまくまとめる心のゆとりもなく、表現する筆の力も持ちませんが、思うままに二、三を述べてみたいと思います。

私の主な症状は、対人恐怖症、胃腸神経症でした。その他に書痙、記憶力減退、不眠、頭内もうろう感などの神経質症状がありました。

入院前は、神経質者の型のようにつねに眠りが足りない気がしており、体がだるく、栄養をとってもやせ衰えていました。したがって、仕事がいやになり、あらゆることが気になって、くよくよと憂うつのなかに暮らしておりました。

「ひとみなと離れて独りわれ行かん　わが悲しみはひとに許さじ」という若山牧水の歌の意味を勝手に自分に当てはめて、ひとり自分だけの狭い視野のなかで、人と違った書物などを読んだりして、いっそう自分を変人に作り上げていたのでした。

そのうち、不規則な生活で胃腸を悪くして、これははじめから神経性の胃腸病であったかどうかわかりませんが、慢性下痢の状態となり、いつまでもよくなりません。種々の薬物療法も効果がなく、他の症状までもいっそう悪化させるようなことになりました。

一方、対人恐怖のほうは学校教員である私の勤めに大きな障害となり、ひとかたならぬ苦痛となってまいりました。

数々の症状が重なって身心をさいなむのを、私は体が悪いのに仕事が過重であるからとのみ考え、もっぱら仕事を少なくしさえすれば体が疲れなくなると考えていました。また眠りを十分にとれば回復すると解釈して、眠りの時間を長くすることはもちろん、仕事も、ついには部屋掃除や寝床の上げ下ろしさえやらないことにしました。しかし、気力はますます衰え、勤めはますますいやになり、不快がつのって今は自分自身をどうしてよいかわからなくなってしまいました。

これよりあとも、対人恐怖に対する療法をいろいろ講じました。小学卒業ころからの私の対人恐怖の悩みは、思い出すさえ忌《い》まわしい思い出です。わざわざ自分の成績を低下させることによって、人目に立たない位置に自分を置こうとしたり、都合の悪いときは欠席さえしたり、知っていることも知らないふりをしたり、いやな記憶だらけです。

対人恐怖さえなくなれば、バカでもアホウでもよいと考えたことさえありました。十年くらい前に、左翼思想に心酔《しんすい》して狂奔《きょうほん》しました。その非を悟って現住所である北海道に逃避的生活を営むようになった原因も、いま公平な目で見ますと、自分の対人恐怖がその罪の大半を担《にな》うべきものだと信じています。〔この点はくわしく書かなければわかりにくいと思いますが、ここではふれません。〕

対人恐怖に苦しむあまり、自堕落《じだらく》な生活をする人を羨《うらや》んだり、あるいは酒でごまかしてみたり、タバコの煙のなかにいるような煙幕生活をしてみたりしました。しかし、ついに理性がその生活を蔑視《べっし》するようになり、酒もタバコもやめて自分を自滅から救いましたが、最後にはマルクシズム時代の張りのある心に戻ろうとする欲望から、ときには極端な右翼団体の思想を研究して、自分の心の共鳴を求めたこともありました。

迷信でもよい、信仰の生活に入りたいと考えて宗教的求道も企てましたが、自分の非宗教的性格はこれにも失敗し、結局、どんなものにも情熱を湧かせ得ないで、いたずらに身心をけずる生活をつづけていました。

これらの思想研究も、求道《ぐどう》も、それ自体が目的でなく、対人恐怖をごまかすための方便であったことを顧みて、本当にわれながら奇怪の感なきを得ません。そして、どんな強がりも対人恐怖を癒《いや》すことはできないと知ったとき、先生のご著書に導かれて、今年一月半ばに休暇を利用して上京し、入院したわけです。

そして、その治療は対人恐怖をなくすのではなく、対人恐怖に対する心の葛藤をなくすのだということを聞きましたとき、はじめて光明が与えられたように思いました。

入院中は苦悶の日もあり、楽観の日もありましたが、変わらぬ先生のお教えと、先輩諸兄姉のご鞭撻《べんたつ》を受けて、いまだかつてない愉快な二カ月の療養生活をつづけてきました。

治療の順を申しますと、まず、第一に胃腸が奇蹟的にしっかりした歩調をもって活動するようになりました。ついで、不眠症が克服されました。昼でもゴロゴロと横になって寝ることがなくなりました。体がだるくてできないと思っていた仕事が連続してやれるようになりました。

最後に残った対人恐怖もよい意味で、対人恐怖はかえってあるべきものということがわかり、対人恐怖はむしろ自分の体の一部分として、死ぬまで同行しようなどという楽観的な決心がつきました。ただ「それにこだわらず、なすべきことをどしどしやる」との教えは今も身についたつもりです。

書痙などにいたっては、なおっているのだかいないのか、いっこうに気にならなくなりました。

いま、この興生院を出るにあたって、私はたんに一対人恐怖、一胃腸神経症の治癒をもってこの感想記を結ぼうとは思いません。いちばん大切なことはつぎのことです。私はここで人間の道を教えられました。人間の道を悟らせていただきました。そして、人間の道を正しく、最もよく歩んでいこうと努力することが、すべての神経症の治療の道であることを体験によって教えていただきました。努力しなければならない道が、無限に私の前に開かれました。そしてその仕事に耐える体が私に与えられていることも覚えました。それこそ、まったく予想外の収穫でしょう。

私は、棒にふった半生を悔《くや》みながらも、あとの半生をせめて最善のものにするよう、興生院生活を出発点として今後の努力を誓います。〔以下略――入院六十日間〕

12 外界と自分がピッタリしない感じ

K氏＝三十一歳男性・会社員
症状＝身体動揺感、めまい、現実感喪失

ついに凱歌を挙げることができた。煩悶《はんもん》と苦悩の連続であった過去四年間の生活は、ここに一転して希望と努力の生活に変わった。先生のご恩を何にたとえよう。

四年前の十一月、めまいを感じたが、これが身体衰弱の結果であると信じたことから、つねに身体の健康ということに注意を向け、めまいを起こさぬように努めた。ところがかえってめまいがひどくなり、心悸亢進も起こり、しだいに不眠、頭内もうろう感、身体のフラフラ感、肩や手のしびれ感、それに自分と周囲がピッタリしない感じがつきまとい、何ごとにも実感がわかないという状

態がつづいた。（自分と周囲がピッタリしないとか、実感がわかないというのは専門的には離人症という症状である）

そこで休みをとって温泉療法を試みたが、結果はかえって病状が悪化し、復職することができなくなった。その後医学書を漁《あさ》ったり、転々と医者を替えて十三を数えた。

じつにさまざまの療法を試みた。種々の服薬注射はもちろん、マッサージ、散歩療法、山林逍遥療法、＊＊信仰療法、趣味没頭療法、映画音楽などによる気分転換療法、絶対安静療法、これらはいずれも約三カ月くらい実行ののち転々と移って結局、得るところは何もなく、病状はますます悪化するばかりで、本を読むのも興味がなく、食事もほとんど機械的に食べるだけであり、自分のことばかりに明け暮れて、友人縁者にも義理を欠くようなありさまであった。何を見てもピッタリせず、何か幕でもへだてて接しているようで自分が本当に自分であるという感じがなく、何となく空《から》回《まわ》りしている感じにつきまとわれた。

そこで精神病ではないかという恐怖が起こり、専門医を訪れたが、一笑に付され相手にされなかった。医者にかかってもだめ、自己療法もだめということがわかり、このうえは、このままで生活できる訓練をなすよりほか道はないと考え、生活を正しくしてそのなかに労働をとり入れたが、これでは大した進歩はなかったとしても悪化することはなく、いろいろの症状も軽くはなったが、ただピッタリしないという異常感覚だけは強く、そのことばかりに悩んだ。

たまたま、一友人から高良先生の本を紹介されこの先生以外に頼る人はないと感じて上京して入院した。

臥褥六日、起床二十日くらいの間は無我夢中で仕事をやった。すでに行くべきところを持たない自分は、なおるか倒れるかのほか考えなかった。二十日以後少し軽快するに及んで、再びいろいろの疑問が起こり、煩悶が極度に達したが、これを期して先生の指導に絶対に服し、その疑問の自然に解決するのを待った。五十日ごろから諸症状がよくなり、神経質症の本態もわかるように思い、希望も湧いた。しかしまだ疑問がつぎからつぎに起こったが、起こるにまかせて仕事をした。そしてついに今日に至ったのである。ああ、この日を待つこと四年間、迷いのうちの是非はともに非であったということを悟った。

ただ努力あるばかりである。病気はそのなかで解決される。

いま、再生の日を得て、再出発の門出に立って、私は希望に満ちている。同志のみなさん、先生の指導に則して最善をつくしてください。「努力するものは救われる」〔ゲーテ〕

ノイローゼとは何か

1　森田療法の適応症

はじめに、神経症〔ノイローゼ〕とはどういうものであるか、くわしく述べる余裕はないが、ひとくちで言ってしまえば、つぎのようなことになる。

神経症といっても、その内容はまことに複雑で、多くの病型が含まれているので、今では「神経症学」という広大な分野が開かれているくらいである。きわめて、大ざっぱに言って、神経症とは心理的からくりによって精神的あるいは身体的、もしくは両者を含む機能的障害をもち、それが固定してしまっている状態をいうのである。

私は、森田療法について述べる前に、神経症について一言、こう定義しておく。

森田療法は、この神経症のうち、いわゆる「神経質」に相当する患者に限定して適用し、またこの症状に対して最も効果ある治療法として、森田正馬は「神経質に対する特殊療法」と称している。

ところで、この、森田の「神経質」という用語は疾病状態ではない、性格、気質を一般に表わす用語としてとられやすいので、下田光造〔一八八五―一九七八　九州大学精神科教授。のち鳥取大学学長〕はこれを「ヒポコンドリー」と呼称し、ある学者はこれを「森田神経質」と言い、私は「神経質症」という用語を用いている。

神経質症は神経症の一種であるから、前に述べた「神経症」の特質を共有しているが、そのなかで「神経質症」というものはどんな性質をもつものに限られるか、私はほぼつぎのように考えている。

(1)　神経質症の患者は、自己の症状を克服して、正常に戻そうとする意欲をもっている。

この患者は、自分の身体的あるいは精神的弱点もしくは病的と思われるところを、何とかして正常に戻そうと念願している。だから、神経質症の人は、みずから進んで医療を受けようとし、あるいは種々の修養法を試みたりする。この点が、狭義の精神病者や反社会的な異常性格者と違うところである。もっとも、神経質症のような症状をもつものでも意志薄弱性のものは、治療意欲がさほど強くないので治療しにくいものもある。

(2)　神経質症の患者は自己の病的状態に対する反省や批判の能力をもっている。

このことは、前項(1)とも関係が深い。だいたい神経質症患者は内省的傾向が強いので、自分の心身の状態を細かく点検する傾向がある。そのうえ、自己防衛の方向にかたよって、不安な目で自己を調べているので、誰にでもある普通の状態まで、病的なことのように感ずる。だから病的意識が強すぎるといってもよい。

(3)　神経質症の発生機転は、正常心理学的にも十分理解されうる性質のもので、その間に理解しにくい心理的飛躍は認められない。

これは、のちに述べるくわしい説明でわかるが、神経質症の症状は誰でも、ある場合に正常人の経験するようなことにとらわれて起こるもので、その心理的経過をたどってみると、正常人がなるほどそうかと理解できる性質のものである。たとえばある学生が、教室で先生に指名されて答えるとき、あがってしまって赤くなったとする。そのため、学友から赤面のことをひやかされて、それ以来赤面恐怖症にとりつかれる経過をたどってみると、正常人にもわかる性質の症状だということが理解できるはずである。これに反して精神分裂症患者の妄覚や妄想は、健康な普通人の理解を越えているもので、正常人はその症状に異質的なものを感ずるのである。

(4)　神経質症は適応不安〔ヒポコンドリー性基調〕をもつもので、ある動機における体験によって誘発され、精神交互作用、自己暗示、精神拮抗〔抵抗〕、思想の矛盾、あるいは防衛単純化〔後述〕のからくりによって、発展し、固定化された、心因性の疾患である。

このことは後で、神経質症の病因論のところでくわしく述べるので、ここでは省略する。

(5)　神経質症の症状は、主観的虚構性を帯びているものが多い。

これも後でくわしく述べるが、患者が訴える症状は主観的に着色されすぎていて、客観的事実とは違うものが多いということを示す。

(6)　神経質症の患者は、非社会的ではあっても、積極的な反社会性を示すことはない。神経質症の患者は、いろいろな症状のためにその活動が制限されるものがあり、その程度の高いものは、一般社会人におくれをとることがあり、その意味で、非社会的であるといえる。たとえば対人恐怖症のために人に接することを避けるとか、心臓神経症のために自由に外出することができないなど、著しく非能率的になるようなことである。しかし、このような患者は積極的な犯罪者になるようなことはないので、この点で、彼らは素質のうえから見て反社会的ではないのである。ただ欲求不満が強いために、家人に対してはある程度、反抗的になるものはあるが、それも内弁慶《うちべんけい》の程度である。

(7)　神経質症の患者は、本質的な知能障害や感情の鈍麻を示さない。神経質症者は、その症状のために勉学が思うようにできず、ときとして学業成績が悪くなるとか、注意散漫のためにテストの成績がよくないこともあるが、これは表面的なことで、一時の症状のために本来の知能が発揮されないのである。このことは、治癒して学業成績が非常に向上する場合などでも証明される。また、器質的な脳障害や精神分裂症と違って、本質的に感情が鈍くなることもない。ただ自分のもつ症状のことのみに関心が強く、そのために外界のものごとに無頓着になるものは少なくない。

さて、以上七項目に分けて神経質症の性格を考えてみると、神経質症というものが他のさまざまな精神障害と違ってきわめて良性のものであり、多くの点で、その人格は正常範囲内にあることがわかる。ただその症状のために、人格が内向的にゆがめられて、その活動力が制限されているにすぎないのである。

正しい治療によって、彼らがその症状から脱却すれば、その本来のよい素質がじゅうぶんに発揮されて、彼らが社会的に有為な人材であることが証明される。そしてこのことはしばしば治療者を驚かせ、また喜ばせる、貴重な事実なのである。

2　健康な心とは

障害のない健康な精神とは、どんなものを指していうのであろうか。これにははっきりした標準はないので、常識的な価値評価の基準を設けてみるよりほかない。私は一応つぎのように考える。

(1)　建設的な作業をつづけることができる。このためには、種々の精神的条件を備えていなければならない。

(2)　ものごとをあるがままに見、あるがままに判断することができる。ものごとを希望的にまたは悲観的に見るとか、その程度がかたよっていれば、ものごとに即した適切な行動をとることも困難になる。

(3)　他人に対して愛情をもつことができ、人の幸福を喜び、不幸を悲しむことができる。

(4)　自制心、反省心をもっている。

(5)　自分の行動に責任をもつ。〔誠実に通じる〕
(6)　精神的弾力性があって融通《ゆうずう》がきく。
(7)　ユーモアを解し、人生を楽しむゆとりがある。

以上のような属性を備えた人格の人は、健全な社会でならいつの時代でも環境に順応して、その社会に貢献しみずから発展していけるものと思われる。

前記各項についてくわしく述べることは省略するが、「自分の行動に責任をもつ」ということについて一言しておこう。

このことは、人類が集団を作って社会生活を営むことの利点によって発展してきたという事実にもとづいている。人間は、社会生活でそれぞれ分業的な仕事にたずさわっているので、相互の依存度が高く、単独では生活できないように作られている。人間はつねに他者との関係のなかに生きているのであり、自己は他者に影響を与え、他者はつねに自己に影響を与えている。だから人間は、「自分は自分であるが、自分だけの自分ではない」のである。それゆえに、人間には勝手な生活は許されないので、他人に対して責任をもつことが健康な精神の中心的な資格であり、これなくしては人間社会は成り立たないのである。

ある人は、信念の強い人が健康な精神の人であると言う。しかし、信念が強いというばかりでは、健康な尺度にはならない。偏執的な精神病質のなかには、特別に信念の強い人がいるけれども、その信念の強行は、しばしば反社会的にあるいは非社会的になる。正義感が強いのは結構であるが、周囲の事情を顧《かえり》みないで正義感を発揮すると、はた迷惑この上もないことになりかねない。

私が健康な精神の属性として、「精神的弾力性があって融通がきく」ことを挙げたのには理由がある。また、つねに自分だけが正しいとして、何か都合の悪いことがあると、自分以外の者に非があると信ずる人も健康な精神の人とはいえない。「自制心、反省心をもっている」ことが重要なのである。一筋の信念に固まって奇抜な新宗教やかたよった衛生法などの宣伝に熱中する人も、健康ではない。「ものごとをあるがままに客観的に」見ることができないのである。

反対に、正当な信念をもつことができず、したがって自信がなく、事ごとにためらってばかりいていたずらに好機を逃し、自分の能力を発揮しえないというのもまた不健全な精神である。このような人は、積極的に反社会的な害を与えることは少ないが、宝の持ちぐされで、本来十の力をもっていても六か五の力しか出せない。神経質で内向的な人は、適切な修練によって向上しなければ、このような傾向に陥《おちい》る恐れがある。

また世には、健康な精神には苦痛や煩悶がないものと軽信する人がある。これは大きな誤りである。白痴や、感情の鈍くなった分裂病者などには、煩悶も苦痛もなく空々漠々として植物のように生存しているものがある。

このような人には苦痛もないかわりに好奇の心も動かず、何ごとにも興味を感じないので、これは重大な欠陥を示すものである。健康な精神はつねに発展し向上しようとする。その途上には当然種々の障害や困難があり、苦痛煩悶があろう。また、豊かな人間性をもつものが喜怒哀楽の感情をもつのは、きわめて自然のことである。

ただ、健康な精神の人は、苦痛、不安、煩悶に屈してばかりいるものではなく、むしろそれに刺激されて努力していくものである。落第の心配があるから勉学に励み、病気への不安があるから衛生に心がけ、社会から落伍《らくご》することを恐れて正しく生きようと努力するのである。

なお、一方にかたよった精神病質的英雄や天才は、その才能をもって世に益するところがあったとしても、普通一般の健康人の目標とする人間像とは異なるものである。その大きな価値をもたらした功績は高く評価しなければならないが、もし彼らとともに長く同居するとすれば、非常な忍耐を必要とするであろう。

織田信長は、軍事、政治、経済的方面にすぐれた才能を示したが、性残忍酷薄で、多くの功臣を追放に処したりした。ルソーは新しい思想家として世界に大きな影響を与え、また理想的教育を説いたが、一生を流浪《るろう》しつづけ、自分の子どもはみんな養育院にあずけるという人物であった。エネルギー恒存の法則の発見者J・R・フォン・マイヤーは、その法則の発見を別にしては厄介な変人で、しばしば病的発作を起こし、ついに自殺してしまった。カーライルの妻が「天才の女房になるものではない」と嘆いたようなことはけっして珍しいことではない。

私たちは、英雄や天才を見る場合にもその偉業に眩惑《げんわく》されず、そのすぐれた一面は認めても、その人格的欠陥も正しく認めなければならない。そうでないと、病的異常性を正当化して、天才でも英雄でもない奇怪千万な模倣者を生むことにもなろう。

ところで、神経質者は自分が精神的に不健全であると思いこんでいるものが多い。人間はけっして理想的に完全にでき上がっているものではない。人間の理想像、あるいは自分の要求し、願望する人間像の水準から見れば、いろいろな点で欠陥や弱点が多いのが普通である。神経質者はこのことを重大視しすぎて、劣等感に悩み自己を過小に評価するので、本来は病的ではなくても、結果としては不健康な適応困難な状態に陥ることがしばしばある。

ただ、ここに注意しなければならないのは、このような不健全状態は、修練によって健全にすることができるということである。森田療法はこの事実を明らかにしているのである。

自己を著しく過大に評価するもの、あるいは自己反省を欠くものは、自己を修練する意欲にも乏《とぼ》しいから、これを健全にすることはむずかしいが、反省力の強い神経質症の病的状態は、正しい心構えと実践によって健全有為な人物になれる。このことは、彼らが自己改造の強い意欲をもっているからであり、また、本来彼らの素質が病的というほどのものではないからである。

3　神経質症者の性格

神経質の症状を現わす人の性格にはどんな特徴があるか、考えてみよう。どういう場合でもそうであるが、一概にこういう性格の人だと決めるわけにはいかない。ふだんは快活で大してものごとにこだわらないような人が、ふとした機会からある事柄に対して不安感を抱き、そのことにとらわれ、こだわってしまうことがある。

しかし一般的にいって、神経質症状を起こす人には、いわゆる内向的性格に傾いた人が多い。内向的性格というのは、心が外界の事物に向かって積極的に働きかけていくよりも、自分自身に反省的に注意を向ける傾向が強いのをいう。

たとえば、人からほめられて恥ずかしく感じ、自分はその値打ちがあるのか、おだてられているのではないかと思うのは内向的である。もっと内向的なのは、そのときの自分の顔の表情はどうだとか、顔のほてる状態まで気をもんでいたりする。

丸木橋を渡るのに、目標地点を見つめていくのは外向的であり、足もとにばかり気をとられるのは内向的である。登山するのに、その壮大な風景を想像して勇躍するのは外向的であり、自分の健康が登山に耐えられるかを危ぶむのは内向的である。

私たちの生活は、内外両向きの調和によって外界に順応し、発展していくものである。あたかも、私たちの筋肉に伸筋と屈筋とがあってはじめて、目的にかなう行動ができるようなものである。外向性ばかりでは向こう見ずの放漫や軽率に流れ、自分の能力を量《はか》らないで失敗を招きやすい結果にもなろう。また、自己主張のみ強く、人と和することもむずかしい例もあろう。とくに人格形成の面では、内向的な自己反省がなければ進歩は見られない。

自分の弱点、欠点などを正しく認めることが、修養の第一歩であり、それなくしては真の道徳も宗教もあり得ない。内向性はこのように私たちの生活にとって大切なものであるが、度が過ぎると自己防衛の偏向ということになり、そこでノイローゼ症状が起こることになるのである。

内向性は、同一人においても、時と場合によって変化することは誰でも経験することである。仕事に熱中しているときは、対象のなかに没入しているし、親しい気に入った友人たちと談笑しているとき、またはものごとがうまくいっていい結果が得られたときなどは、私たちの心は外向きになっている。これに反して何か不幸なことに出会ったとき、何かに失敗したとき、あるいは病気のときとか、平社員が部長や重役の前に出たとき、生徒が不得意な学科の教師の前に出たときなど、いつもより用心深くなりすぎたり、自分をみじめに感じたり、劣等感をもったりするという具合に、誰でもありがちなことになる。だから事情のいかんによっては、たいていの人が内向的になりすぎて、ノイローゼ状態になる可能性をもっているものである。

ただ、ふだんから内向性の強い人はそうでない人より、ある動機によって神経質症を起こしやすい傾向をもっているにすぎない。そしてすでに神経質症状をもつと、その苦悩のためにいっそう内向的になって、自分のことばかりに心を向けて不安を強くしていく。

ところが世の中にはひどく内気であっても、その内気を別に気にしない人もある。白痴が自分の低能を苦にせず、悪人が自分の反社会性を苦にせず、貧者で自分の貧乏を苦にしないものがあるのと似ている。人は道徳的にもりっぱな人間でありたいから、自分のなかにある反社会性を苦にし、自分がすぐれた仕事をしたいから自分の愚かさを嘆《なげ》き、子どもの教育も十分にしたいし、病気などのときの備えもしたい、人生を楽しむゆとりももちたいから、貧乏を苦にもする。他人の前に出てりっぱな一人前の人間に見られたいから、軽蔑されやしないかと気をまわし、健康でありたいから病気を恐れ、生きたいから死をこわがるというふうに、人間は積極的な生の欲望が強いから、その生の発展を妨げる事柄を嫌うのである。

はじめから生の欲望の弱い人は、消極的生活に甘んじて、神経質的な葛藤や苦悩は起こりにくい。たとえば、赤面恐怖症が女より男に多いのはなぜか、考えてみよう。赤面する人は大勢いる。子どもは別として赤面の経験のない人はないといってもいいほどである。しかし、ただ赤面するだけでは赤面恐怖症という神経質症状にはならない。少女などはわずかなことで赤面しがちであるが、別にそのことを苦にすることなく、その場かぎりですんでしまう。ところが男子のとくに青年期の場合に、顔を赤らめるのを男らしからぬこと、めめしいこと、ふがいないことと心得て赤面することをひどく恐れ警戒する。心の自然の動きに抵抗して葛藤状態に陥り、赤面恐怖症に苦しむことにもなる。

つまり神経質症状をもつような人は、ただ内気なだけではないので、一方に向上発展の欲望が強く、負けず嫌いでもあって、自分の欠点、弱点と思われることに我慢ができず、あたりまえの自然な心の動きや、誰にでもあるコンディションの変化に反発して、かえってそれに対する意識を強め、苦悩を倍加することになりやすい。だから、神経質者は内向的ばかりの、あるいは外向的ばかりの単純な構造の性格ではなく、複雑な性格をもっていて、しかもその調和がとれていない状態であるといわなければならない。

なお、知的な面から見ると、神経質者はどちらかというと理知的で、意識的であるということができる。だから学校成績も中以上の者が多く、中以下でも症状のために能率が上がらないためで、本来、知能の低い者はないと言ってもいい。内向的に傾き、理知的であるから、自己の心身の現象を細かく分析したり、批評したりして、いろいろのことに不満をもちやすい。ヒステリー性反応を起こす者とはこの点でやや異なっている。

たとえば電車の事故があった場合、乗客のある者がその衝撃で運動麻痺を起こし、つまり腰をぬかして茫然《ぼうぜん》としているとか、興奮してめちゃくちゃに走りまわったりするなら、これは動物が突然危険な状態にさらされて錯乱状態、あるいは仮死状態に陥るというような、ごく原始的な衝動的反応に似ている。

神経質的性格の人はこんな場合、もちろん恐怖を感ずるが、このような原始的反応を起こさない。しかし事件のあと、いろんな心のからくりが行なわれることがある。その後、電車に乗ろうとすると前のいやな事件を追想して、また衝突するのではないかと不安な気持ちになる。そうなると旅行も外出もおもしろくない。そして、この不安のために乗車を避けようとする。ついに強迫観念化して、乗車恐怖に悩まされるということにもなる。これはヒステリー的な原始反応ではなく、そこには理知的な迷いがからんでいるのである。

意識的であるということも神経質者の一つの特徴である。しかもそれが、内向的に意識的である。対人関係においても、あっさりした人は長上（年長、目上の人）の前に出ても、たとえ固くなってもそんなものと心得てすましてしまうが、神経質の人はそのとき、ぎごちない感じや顔がこわばる感じ、唇のふるえ、顔のほてりなどをいちいち意識して、なおさら固くなる。読書中に起こるいろいろな雑念をいちいち意識したり、歩くとき自分の手の振り方や足の動きを意識したりするということが多い。意識的であることは、人間のすぐれた特質であるが、内向的な自己防衛のほうに意識的になりすぎると、行動のほうが制御されてしまう。

また、感受性の鋭いことも神経質に共通のことである。一般の仕事のうえでも、芸術や自然を鑑賞するうえにも、鋭敏な感受性は必要欠くことのできないものであるが、神経質者の感受性は自分のとらわれの方向で過敏になるので、苦痛が倍加する。赤面恐怖の人は自分の顔のほてる感じに過敏になり、心臓神経症の人は自分の心臓の搏動《はくどう》に、雑音恐怖の人は音に、尿意頻数の人は尿道の感覚に、過敏になる。本来生活に役立つはずの感受性が、それにとらわれると苦悩を増す拍車にもなる。

以上述べたように、神経質者の性格は、その反省心、向上欲、知性、意識性、感受性などが欠けているのではなく、その方向がかたよっているために、性格全体が調和を失いやすいというのにすぎない。だから、適当な治療的訓練や本人の自覚によって、その本来の正常な素質を伸ばして、有為な人材であることが証明されるのである。

4　性格は変化する

生まれつき耳が大きいとか、鼻が高いとか、背が低いとかいう身体的特徴は、成人してからはほとんど一生固定的で変化の余地は少ない。ただ、運動によって筋骨をたくましくするとか、節食によって過度の肥満をまぬかれるくらいのことはできる。もっとも、幼少時の食べ物のいかんによって身体的に相当の変化をきたすが、だいたい身体的特質は遺伝の制約のもとにあるといってもよい。

私たちの性格もまた、遺伝的に規定される面があることは否定できない。このことは、一卵性双生児の研究でもはっきり証明される。しかし、精神的なことは比較的固定的な身体とは違って、著しく可変性、流動性に富んでいる。気質や性格が一生の間変化しないまま、まったく遺伝の力にしばられているものとしたら、教育や修養の効果の大半は失われてしまうだろう。幸いにして私たちの人格は、石のように固定したものではない。

一卵性双生児の場合には、両者がほとんど同じ遺伝因子でできているので、その身体的特徴は親でもまちがうくらいによく似ているし、知能も気質もよく似かよっていることは知られるとおりだが、それでも著しい環境の相違によって、その人格が非常に違ってくることがある。一卵性双生児の一方が正常な家庭に育って、りっぱな牧師として生活しているにもかかわらず、他方は前科数犯の救いがたい窃盗犯であったという例も、学者によって報告されている。その窃盗犯のほうは、大酒飲みの放埒《ほうらつ》な里親のもとできわめて悪い環境のもとに育ったものであった。

もともと多くの人間の性格は複雑なものである。遺伝の関係から見ても、父母から、祖父母から、またその先祖から、いろいろな因子が伝わっている。そしていろいろな傾向が同一人物に入りこんで、それが相互にいろいろな関係を作って、一つの全体的な人格を形成しているのである。たとえばナポレオンの激しい権勢欲は、同じような傾向の父から伝わり、『若きウェルテルの悩み』を読んで涙を流すようなところは母から伝わったものといわれている。ふだんは激しい権勢欲にかられて、やさしい情緒は外に現われないが、権勢欲が休んでいるような状態のなかでは、ジョゼフィーヌと別れるとき涙を流すということにもなる。年齢、境遇、そのときの状態、教育、修養などによって、ある傾向が強く表面に現われたり他の傾向に変わったりすることは、個人の人格が流動性に富んでいるもので、固定的でないことを示している。

ある人格が複雑であればあるほど、つまり同一人格のなかに遺伝的に雑多な傾向が豊富に混じり合っていればいるほど、その一生のうちに変化する可能性も大きいわけである。

ホフマンという精神医学者が、ドイツを世界の強国に築きあげたフリードリヒ大王の性格や能力を遺伝学的にくわしく解剖して、その一生の間のさまざまな変化の状態を研究した。その研究によると、その性格がいかに多様性に富んでいたかに驚かされる。

フリードリヒ大王は、少年時代から音楽、絵画、詩文、哲学などを愛好し、舞踏もうまく、みずから俳優になって劇を演ずるというふうで、厳格な父王の覚えはきわめて悪く、「フランスかぶれの遊冶郎《ゆうやろう》〔軟弱な遊び人〕」と決めつけられていたという。大王のこうした傾向は「哲学の女王」と称された父方の祖母ゾフィー・シャルロッテから遺伝されたものであった。やがて長ずるに及んで、大王はしだいに現実的、実際的になり、社会的義務意識が強くなって、プロイセンを強大にするということに不撓不屈《ふとうふくつ》の精力を傾注する鉄のような意志力を現わすようになった。この傾向は父王から受けついだものである。父王ヴィルヘルム一世はむしろ文化的教養を無視する武骨漢で、まったく現実に徹底した人物であり、ただプロイセンを強くするために全精力を注ぐというふうであった。ところが、そのフリードリヒ大王が、晩年になるとしだいに人間嫌いになり、冷酷で、猜疑心が強く、政治にも興味を失い、瞑想的、隠遁的な世界に閉じこもるという状態であった。この傾向は母の血から受けたもので、彼女は自己中心的な冷情不信の人物として知られていたという。

大王のように複雑きわまりない偉人ほどではないにしても、私たちのなかにもまたじつに多くの傾向があって、そのいろいろな傾向がたがいに助長し合ったり、牽制し合ったりして、環境に適応するように変化する。ふだんは弱々しく見える人が、ある場合に剛毅不屈《ごうきふくつ》の一面をのぞかせたり、逆にふだんは威勢のいい人が、事にあたってにわかに意気消沈するとか、善良な人と認められていた人が、思いがけない悪事を犯したりすることもある。このようにして性格の矛盾が現われるのは、私たちのなかに多くの反対的傾向が含まれているからにほかならない。

私たちは私たちに伝わっている遺伝因子を除去することはできない。しかしその相互の関係を変え、ある面を助長させたり、ある面を抑制することはできる。私たちは幼少時には反社会的であったり、非社会的でもあって、独力で環境に順応できない。けれども、年をとるとともにしだいに社会的な面を助長させてそれを表面に出すようにし、反社会的な面の発現を抑制するようになる。これは、私たちが生活していく途上で自然に習得することでもあり、また努力して身に備える、生きる知恵でもある。

神経質者は小心であることを不満とし、それが劣等感のもとにもなる。しかし神経質者が小心のために活動力に障害をきたすのは、みずから自己中心的になり、自己防衛的にかたよって、自分のことばかりに細かく気を使うことによる。もし、その細心ぶりを仕事や勉学のうえで対象に注いでいれば、禍《わざわい》を転じて福となすこともできる。細心と緻密さがなくては、りっぱな仕事は完成されないからである。神経質者が自己防衛にかたよって用いる小心のゆえに萎縮していたものが、正しい治療によって逆に積極的な有効な役割を務めるようになり、性格全体が明るく変化することは、私たちがつねに経験することである。この点だけでも、性格は変わるということは確言できる。

5　どんな症状があるか

神経質症状はまことに多種多様である。症状名は同じでも各人それぞれ違ったニュアンスをもつ。だから、症状によってははっきりした名称をつけにくいものもある。

森田学派では、その発生の機転の様式上から、神経質症状をつぎのように分類している。

⑴　**普通神経質**〔いわゆる神経衰弱など〕

不眠症、頭重頭痛、頭内もうろう感、感覚異常、疲労亢進《こうしん》、能率減退、脱力感、胃腸神経症、劣等感、小心取越苦労、性的障害、尿意頻数、めまい、書痙、耳鳴り、ふるえ、記憶不良、注意散乱など。

⑵　**強迫観念**〔恐怖症〕

対人恐怖〔赤面恐怖、正視恐怖、自己表情恐怖など〕、疾病恐怖、不潔恐怖、不完全恐怖、読書恐怖、卒倒恐怖、外出恐怖、瀆神《とくしん》恐怖、罪悪恐怖、吃音《きつおん》恐怖、縁起恐怖、尖鋭恐怖、雑念恐怖、雑音恐怖、高所恐怖、せんさく癖、嫌忌《けんき》恐怖など。

(3)　**不安神経症**〔発作性神経症〕

心悸亢進発作〔心臓神経症〕、不安発作、呼吸困難発作、めまい発作など。

まとめていうと、普通神経質はいわゆる慢性神経衰弱といわれるものの大部分で、比較的単純なからくりで心気的な執着から起こったものであって、強迫観念はある不快感覚または不快観念に対して、これを病的異常と見なし、これを感じまい、考えまいとする反抗心から起こる心の葛藤から、こう名づけたものである。また、不安神経症というのは、その本体は恐怖の感動であり、発作的に起こる身体症状を伴った不安状態で、ふだんからその発作に対する予期恐怖を抱くものである。それら各種の症状の発作頻度はおよそ次表のとおりである。

主症状の頻度〔昭和二十五～二十七年、高良興生院調べ〕

①　対人恐怖	三八〇名	②　頭重	一〇八名
③　不安神経症	八八名	④　不眠	五四名
⑤　疾病恐怖	四三名	⑥　不完全恐怖	四三名

⑦ 小心取越苦労	三七名	⑧ 職業性けいれん	三三名
⑨ 疲労亢進	二二名	⑩ 胃腸神経症	二〇名
⑪ 異常感覚	一九名	⑫ 雑念恐怖	一八名
⑬ 読書恐怖	一七名	⑭ 体臭恐怖	一二名
⑮ 劣等感	一〇名	⑯ 不潔恐怖	九名
⑰ 吃音恐怖	九名	その他	九五名

以上の分類は便宜上のもので、いずれともはっきり区別しにくいものもある。また同一人で、主に訴えることのほかに、別の雑多な症状をもつものが多く、また訴えることがあれこれと移り変わるものもある。これらの症状は本質的に違うものではなく、症状の発生機転も大同小異のものである。だから治療も各症状によって根本的に違うものではないが、症状の違いに従って治療法に多少の特色をもたせることは当然である。

6　神経質症状の主観性

神経質症の人は、自分の症状について、その真相を冷静にあるがままに客観視することが困難である。これは患者の不安な気分によって、その判断が彩色され、ゆがめられていることにほかならない。ほかの一般のことについての判断はとくに健康人のそれと大差はないが、こと症状に関係することについては、本人がその判断の誤りを自覚することがむずかしい。だから患者の訴える症状の内容が事実と著しく違っていることが多いので、私はこれを「神経質症状の主観的虚構性」と呼んだのである。医者も患者もこの虚構性に乗せられて、治療の方針を誤ることがしばしばある。

たとえば、森田は、昭和三年刊の著書のなかで「神経質の不眠は不眠恐怖であって本当の不眠ではない」と明言している。のちに森田教室に学んだ堀田が、終夜の呼名回数によってその睡眠の深さを測定し、近年になって、遠藤はさらに脳波などのポリグラフによっていっそう正確に、神経質の不眠患者の態様を精査して、彼らの訴える不眠の時間が客観的に測定した真の不眠時間よりはるかに長いこと、つまり彼らは主観的に不眠の時間を非常に長く感じ、睡眠時間を実際よりはるかに短く感じて、著しい睡眠障害があると信じこんでいる者が多いのである。

同様のことは患者の訴える記憶不良、注意散乱、作業能力の減退などについてもあてはまることで、これらのことは種々のテストによる検査でも実証されている。

いわゆる心臓神経症で患者が心臓に器質的な病気があると信ずるのも、同様に、主観的なもので、事実とは別のことである。

対人恐怖症の人が電車のなかなどで多くの人が自分を注視しているといい、また人が話しているのを自分のことをいっているように思い、人が笑っているのをみて自分を笑っていると独断するようないわゆる関係思慮などすべてこの症状の主観的虚構性の例というべきものである。

神経症の種々さまざまの症状は、形は違っても、その症状が多かれ少なかれ主観的虚構性を帯びていることでは共通しているといえよう。

患者がこのことをよく自覚することができれば、すでに大きな進歩であり、ある程度なおっていると言ってもいいだろう。症状に苦しみ悩んでいるときは、症状の真相は容易にはつかめない。「迷いのなかの是非は、是非ともに非なり」という古語がある。迷いのなかでこれが正しいとか、これが誤りだとか、あれこれあげつらっても、覚めてみれば、正しいと思ったことも誤っていたと思ったことも、すべて本当のことではないのである。神経質症がなおると、このことがよくわかる。

神経質病状の発生と固着のからくり

1　適応不安――ヒポコンドリー性基調

森田の神経質療法の本質は、その症状の発生およびその固着のからくりの理解のしかたと、密接につながっているものであるから、治療者がこの転機を理解すること、またできるならば患者にこれを理解させることが、治療を容易にすることは疑いを容《い》れない。

この点で、森田の学説は、わけのわからない仮説を設けることをしないで、普通一般の人の人間性、普通の人のある時期に誰でも経験できる心理的事実に基礎を置いているので、誰にでも理解されやすい。また、患者の共感を得やすい。この二つの利点をもっている。しかもこの長所が学者によっては通俗的であるとか、学問的でないとかと言われる理由にもなっている。真理は多くの場合、明らかにされてみると、平凡な事実にすぎないのである。

さて私はここに、症状発生と固着のからくりについて、森田学説を中心として述べることにしよう。

森田は症状発生の準備状態として、まずヒポコンドリー性基調があると言う。ヒポコンドリー〔心気症〕とは、自分の心身に病的なものがあるのではないかと不安に思う気分であるが、私はもっとこれを広義に解してヒポコンドリー性基調というのは、自己の心身の状態が自己の生存を全《まっと》うするうえで、不利な状態にあると思う不安気分。言葉をかえて言うと、自己の現在の状態をもって環境に順応し得ないという不安であり、私はこれを「適応不安」と言っている。

適応不安は個人の素質にもより、また環境や当面する事情にも影響される。この不安が強いときに何かの動機で神経質症が発生しやすいことは、私たちの調査でも症状発生当時の特殊な事情として受験期、入学、寄宿入舎、入社、身体病、近親の不幸、結婚、産後などがあり、その他誰でも不安になりやすい事情のもとで、症状が発生しやすいことは常識的にも理解されることである。

そもそも適応不安というのは、人間が生きているかぎりかならず身についてくるものであると言わなければならない。私たちがそのなかにある自然は、私たち人類のために存在するものではない。はじめ自然があって、そのなかに人類が誕生したものであるから、自然がとくに人間のためのみに都合よくできていないのは当然である。だから人類を損《そこ》なう病原菌も繁殖するし、人間のまいた種子も発育の途上で害虫や雑草にやられたりするし、暴風、洪水、旱魃《かんばつ》、地震などの脅威も絶えない。それらの災害をまぬかれたとしても、人間は死すべきものという自然の定めを除くことはできない。

社会は人間が作ったもので、人間の生活に都合のいいように工夫されているとしても、個人のためにのみ作られているものではない。だから生存競争は激しく、努力しない人は落伍《らくご》する。人間が社会のなかに作り出したさまざまの危険も無視できない。種々の公害、頻発する交通事故、火災、それに経済事情の変化、反社会的人間の行なう害悪、複雑な人間関係など、私たちを不安にする材料は無限に私たちのまわりを取り巻いている。

こういう環境のなかに生存する人間が、生きるかぎり不安をもたないわけにいかないことは言うまでもない。この環境に順応していくために私たちの心身の状態ははたして耐えられるであろうか、という不安がつきまとう。この不安がもとになって、いろいろな人間の生きる態度が生まれてくる。

この基本的な適応不安の強さは先に述べたように、当面する状況によって影響されるが、またその個人の育った家庭的環境に左右されることも多い。

これについては下田光造も指摘している。たとえば、放漫にわがままいっぱいに育てられた子どもは、家庭内では暴君的にふるまうが、長じて家庭外の社会に接触するとこのわがままが通用せず、しいて通そうとするとたちまち周囲と衝突してしまうので、ここでたちどころに自信が失われて、適応不安の強い人間として内向的になり、神経質症状を現わしてくる。また、性格によっては反社会的にもなる。逆に、親によって愛情のない極端な抑制を加えられる場合にも、家庭のなかで強い適応不安が成長することもよく見うけることである。

このようなことから、幼少時の家庭的環境、親の子どもに対する態度のいかんによって、個人のパーソナリティがいかにゆがめられるかということが、近ごろ声を大にして唱えられているのは当然のことである。

しかしすでに青年期に達した者が、自分の人格的弱点や欠点をすべて自分の幼時における親の誤った教育のせいにして、責任を転嫁《てんか》するようなことは、自分自身の向上には何の足しにもならない。成人してのちは、自分のことは自分で責任を負わなければ進歩はない。ノイローゼの人が、その病状を環境や親のせいにしてみずから努力しなかったり、いつまでもそのとらわれから脱することができないような傾向が多いので、このことを注意したいのである。

2　かたよった自己防衛

自己を外敵から防衛する働きは、すべての生物に共通する本能である。外敵とは、広い意味では私たちがそのなかに生存する自然と社会におけるあらゆる不利な条件を指していう。暑さ寒さに対して、または病原菌に対して、種々の天災に対して、またさまざまの人為的な公害、あるいは私たちのまわりにひしめいている無数の競争相手、私たちを束縛している多くの社会的制約などなど、私たちが自身で防衛しなければならない敵は無限にある。これら外敵に対して、ただ消極的な防衛にのみ専念すると仮定すれば、私たちはどうなるだろうか。

貝類は身を守るために厚い殼に身を固めているが、そのために運動が極端に鈍くなって、人の手にかかれば無抵抗に捕らえられてしまう。装甲をむやみに厚くした戦艦は速力が落ちて、飛行機や魚雷の攻撃にさらされる結果になる。

人間におけるかたよった自己防衛は、神経質症状を起こしやすくなる。病気から身を守ることに専心するあまり、疾病恐怖症という症状を起こす原因になる。彼らは病気にかからないことが人生の最大関心事になり、そのために建設的な活動が弱められる。

他人の思惑に対する防衛のかたよりは、対人恐怖症にかかりやすくする。他人から軽蔑されるのではないか、他人に不快感を与えるのではないだろうか、バカにされるのではないだろうか、悪い噂《うわさ》を立てられるのではないだろうか、そのような警戒心が強すぎると人と会うこともつらくなり、人との会話を楽しむことなど思いもよらないことになる。

どこにいても他人から注視されているように感じたり、人から圧迫されているようで、人前で堅《かた》苦《くる》しくぎごちなくなる。こうなると外出もむずかしくなり、非社会的になってしまう。

自己防衛がかたよると、ものごとに対して過度に用心ぶかくなり、行動力が半減する。石橋をたたくばかりで、いっこうに渡ろうとしないので、用心ぶかいというよりはグズになる。失敗恐怖症などもその一つの現われである。私たち人間のやることは、すべてのことに万全を期することはできない。ある程度の失敗は避けることができないと言っていい。絶対に失敗してはならないと考えれば考えるほど、ついには何もしないでいるよりしかたがなくなる。しかし何もしないことは、それ自体大きな失敗であると言わなければならない。

自己防衛の偏向は、外敵に対してばかりではない。自己自身における、いわば内敵に対しても行なわれる。雑念が勉学を妨げるものと思いこんで、雑念からの防衛に熱中して、雑念をいちいち意識してしまう雑念恐怖、あるいは犯罪的、反社会的な考え、もしくは他人に知られたくない想念が心に浮かぶことを恐れて、そのために、そのような想念との争いに明け暮れている者など、すべて広い意味での自己防衛のかたよった現われであると言わなければならない。このようにして自己防衛にかまけていると、外界の刺激や内心の不安がすべて自分におそいかかる強敵のように感じられる。すでに精神的敗北主義に陥っているのである。

3　いわゆる「精神交互作用」――不安な注意と病感の悪循環

試みに、自分の体のどこかに掻《か》いたら気持ちがよさそうなところはないかと、こまかに気を配ってみたまえ。たいていどこかにかゆいところが出てくるものだ。尿道のほうに注意を向けると、何となく排尿したらさっぱりするだろうという尿意が起こってくる。私たちの感覚というものは、そこに注意を向けると鋭く感じられるし、ほかのことに夢中になっていると、多少の痛みにも感じがなくなる。柱時計のカチカチはふだん気にとめていないので聞こえないのと同様であるが、ふと注意を向けだすとうるさいくらいはっきり聞こえてくる。不眠症の人などは音が眠りの邪魔になると思って、音を遠ざけようとするとかえって注意が向いて音に悩まされる例がある。遠ざけようとするのと無関心とは違うので、いっそうそれを意識することになる。悪循環と言わざるをえない。

頭重感についても同様のことが言える。誰でも、ふとしたときに頭が重いと感ずることがあり、正常人はそのまま成りゆきにまかせておくのでいつの間にか忘れてしまう。ところが神経質症の人は、何か病気があるのではないだろうか、というような不安な注意を頭のほうに向けているから、そのためにいっそう頭重感が強く感じられ、またいっそう注意を固着させるということになる。

胃腸神経症、頭内もうろう感、疲労亢進《こうしん》、性的障害、ふるえ、そのほか、いわゆる普通神経質症の症状は、このような注意と感覚の交互作用から発展し、固定し、その間に自己暗示が加わっているのである。

精神的な面についても、やはりこのような交互作用が行なわれる。たとえば記憶不良を苦にする症状を考えると、ある機会に何かを思い出せないとか、うっかり失念したという経験があると、それが不安の対象になり、自分は病的に記憶が減退していると思いこんでしまう。そしてしきりに自分の記憶力を試してみる。そうすると、誰でも思い出せないことや忘れていることは多いもので、神経質症の人はそればかりを問題にしていよいよ記憶不良の感を強くするという結果になる。

その他、注意散乱、雑念恐怖、対人恐怖など、種々の強迫観念や恐怖にもこのようなからくりが伴っている。いわゆる心臓神経症などもその好例である。何かの機会に心悸亢進を起こすと、心臓障害を恐れ、ひいては死の恐怖に発展して、その不安や恐怖のために交感神経の緊張を起こして、いっそう心悸亢進を強め、そのためにまたいっそう不安になるといった悪循環に陥る。これらのことをよく理解することが、後で述べるように治療にも役立つのである。

4　気分本位と自己暗示

私たちの気分が私たちの判断を誤らせることは誰でも知っている。あばたもえくぼに見えるのは強い愛情に支配されてのことであり、釣り落とした魚が実際より何倍も大きく思えるのは、痛惜《つうせき》の情に正しい判断がくもらされてのことである。山のなかで蛇ぎらいの人がびっくりした蛇は、実際よりひどく大きなものに見える。

神経質症の人々が、自分の症状に関係することを実際より以上に重大視して過大に見てしまうのは、先に「症状の虚構性」のところで述べたとおりである。不安恐怖のときはその感動によって感受性〔被暗示性〕が高まって、自分に不利と思われることが実際より以上に強く感じられるのであって、これには自己暗示の作用が手伝っている。

不安な心境においては、自分を脅《おびや》かす内外の刺激に対して敏感になるが、それは自分で自分に暗示をかけるようなものである。

病気恐怖の傾向のある人が診察を受けて、血圧が高いから用心なさいと言われると、いまにも脳出血の発作でも起こすのではないかという恐怖にとりつかれたり、心電図を見て医者からここがちょっと変だなどと言われると、いますぐにも心臓麻痺が起こるのではないかと恐れたりする。心ない医者の言葉からノイローゼになる例があるが、これを医療性ノイローゼといっている。これは、他からの暗示と自己暗示が一緒になったようなものであるが、神経質症状をもつ人は、予期恐怖による自己暗示によって症状を強くしているものが多い。

疲労感を主な訴えとする人は、仕事なり勉強なりをし始めるとき、もう疲労するのではないかと予期しているから、少しあきてくると自分の暗示にかかって疲労したような状態になってしまう。頭重感に悩まされる人は、ふだんから無意識的にも頭に注意を向けていて、頭が重いという暗示をかけているようなものである。

ことに不安神経症〔発作性神経症ともいう〕の人には、心悸亢進発作が起こりはしないかという予期恐怖が激しく、前の苦しい発作を連想したりすると、また起こるのだという自己暗示にかかって不安がいっそう強まり、そのために心悸亢進が誘発されるということになる。不眠症の人は眠れないという自己暗示にかかって、眠っても眠った気がしないものがある。そのほかの種々の神経質症状の発生と固着には、この自己暗示の作用があずかっているものが多いのである。

5　完全欲

天気はいつもカラッと晴れているべきだと決めている人にとっては、空の一角に見える小さな雲の一片も気になることであろう。

頭はいつも澄んでいて、気分はいつもさわやかであるべきだと決めている人は、頭の重い感じやだるい気分もただごとではなくなる。

こうであるべきだという誤った理想主義者は、こうであるという事実に裏切られて悩みを深くする。「思想の矛盾」というのは、こうであるという事実と、こうであるべきだという独断やこうでありたいという念願との間のくいちがいを意味する。いわゆる完全欲の権化《ごんげ》である完全主義者は、こういう矛盾によって罰を受けるはめになる。

私たちは好むと好まないとにかかわりなく、いろいろな不安や苦痛をもたないわけにはいかない。

また私たちの心身のコンディションは、前にも述べたように内外のいろいろな条件によってつねに変化動揺して、よかったり悪かったりするものだ。完全主義者は苦痛を感じないで勉強し、不安を感じないで入学試験を受け、少しもあがらずに大勢の前でりっぱに話をすべきだと心得て、かえって必然的に起こる心の動揺を強く感じるのである。また、最上のコンディションで何かをやったときのことを覚えていて、何をやるにもそのような好適の状態であるべきだと独断する。しかし最上の状態はきわめてまれなもので、普通の状態ではないのである。

完全とは観念であって事実ではない。私たちはまったくの雑念なしに本を読むこともできないし、読んだものをことごとく記憶することもできない。日常生活のなかでいくら手を洗っても、それを無菌に保つこともできない。ガラス板を完全に磨《みが》くことも、少しも曲がらない直線を引くこともできない。同じようにまた、私たちの心をまったく純粋に清浄無垢《しょうじょうむく》に保つこともできない。このような人間性の事実をよく知ることによって、思想の矛盾に陥ることを防ぐこともできよう。

神経質症にかかる人は、一般に要求することが多い。これも完全欲の強いのと同じ意義のことである。自分の能力をはるかに越えることを望むものは、つねに欲求不満に悩まされるのは当然である。おもしろいことには要求水準テストを行なうと、神経質症の人は一般に実際の能力にくらべて要求水準の高いことがわかる。しかし治療してなおると、それが普通の水準に戻ることが示される。このことは、神経質症がなおると彼らが観念的でなくなり、より現実的に実際的になることを証明するものと考えられる。

6　動機——当然のことを異常と思う、ありふれたことにとらわれる

私たちの心身はいつも一定不変の調子を保っているものではなく、内外の雑多な影響を受けてつねに変化流動している。その変化を起こす条件がはっきりしていることもあり、不明のこともある。二日酔いのときは心身の違和感が生じ、炭火にあたって一酸化炭素に中毒すると頭が痛んだり重くなったりするし、おもしろくもない本を読んでいると眠くなり、不得意な学科の試験の日には気が重くなることがある。こんなことは理由もはっきりするが、何となくただ身体がだるかったり、気分が引き立たないことや気持ちの落ちつかないこともあり、しかもその理由もはっきりしないこともある。

人体は機械よりも複雑微妙で、これに作用する内外の条件をことごとく知りつくすことはできない。理由はわからないが私たちはこんなことをたびたび経験しているので、たいていは今にまた変

わるだろうぐらいであっさり片づけている。実際また自然のなりゆきにまかせておけば変わってゆくので、それでさしつかえないわけである。

ところが、普通ありふれたことでも、あるときにはそれがただごとでなくなる。負け戦《いくさ》の平家の武士は水鳥のとびたつ羽音を敵襲と早合点して混乱に陥ったというが、不安な気分のときは、外からの刺激や自分の心身の反応が自分にとって非常に不利なもののように感じられる。事実をあるがままに見ることができないで、気分の色めがねでものを見てしまう。

「笑って青山《せいざん》を望めば山もまた笑い、泣いて碧水《へきすい》に臨めば水もまた泣く」という中国の古語のとおりで、不安の気分からいろいろな恐怖症の芽が生まれる。

何か心に不安をもっているとき、普通平凡な出来事も自分にとって特別に有害なものに思える。生徒が入学試験をひかえて、心があせり、落第の不安をもつのは当然のことである。彼が試験にどんな問題が出るかなどと案じて本を読んでいるとき、さてわれにかえって気がつくといま読んだはずのページの文章の意味をまったく理解していない。目は活字を追っていたが、心はそこになかったわけである。

「心ここにあらざれば見れども見えず、聞けども聞こえず」という古い諺があるが、このとき彼はそのありふれた心理に思い至らず、こんなことでは勉強もできない、たいへんなことだという不安にかられてもう一度読み直す。しかし、このときただ不安な気持ちで、むやみやたらと頭に入れようとあせっていると、肝心の本の内容には気が行っていないから、依然としてうまくいかない。そうすると、自分の頭は悪くなった、試験はもうだめだ、勉強すればするほど頭が悪くなるのじゃないだろうかと、先から先へと不安がつのって、ついに読書恐怖にもなるという経過をたどるのである。勉強は遊びと違っておもしろいとは限らない。文字どおり自分で勉《つと》め強《し》いていかなければできないことが多い。仕事も同様で、興味本位にやるのではなく、いやでもやらなければならない。けれどもそこを我慢してやるのはつらいので、疲労感が出やすい。おもしろい小説は数時間つづけて読んでも疲れなど感じないが、数学の嫌いな人は一時間もやるともう疲労感が出る。これは真の疲労ではなく、倦怠からくる疲労の感じにすぎない。ところが神経質症の人はこんなとき、自分は特別に疲労しやすい、神経が衰弱しているからだ、自瀆《じとく》行為のせいだ、鼻の病気のせいだ、目が悪いからだといったふうに考えて、ただの疲労感を何か特別な異常なものと受け取ってそれにとらわれてしまう。

神経質症状の起こる動機は、このように誰でも、時と場合によって経験する平凡な事柄にすぎない。あるサラリーマンが上役の前で字を書くとき、緊張して手がふるえた。こんなことは別に病的でも何でもない出来事である。だから正常人はそれを特別重大事と見ないで、そんなものと心得てそのまま書くことに集中していくうちに、落ちついてきてふるえずにすむのである。ところがある人は、人前で字を書くとき手がふるえる、じつにみっともない、字が書けなくなったらたいへんだ、勤めもできなくなると思いこんで、字を書くときふるえたらたいへんだという不安と、ふるえまいとする努力の緊張で、書字運動がなめらかにいかない書痙という病状に発展する。

ある人は、歯の治療をしてもらっているときに軽い脳貧血を起こしてから卒倒恐怖にとりつかれて、単独外出が困難になった。ある学生は友人と飲酒してから碁を囲み、立ち上がったときふらふらと倒れそうになったことから、卒倒恐怖と頭重感に悩まされた。ある学生は教室で先生から質問され、答えに困って赤面し、それを友人からひやかされてから赤面恐怖にとりつかれて、人前に出ることがむずかしくなった。

このように症状の発生する動機は、別に重大なことでもない平凡事にすぎないのであるが、神経質症の人は、この何でもないことを自分に特別な何か異常なことのように受け取って、それからいろんなからくりを作って症状化させてしまうのである。そして症状になってからそのことに注意を奪われて、動機が何であったかさえはっきり知らない人が多いから、自然に発病したと思いこんでいる人も多い。また動機は普通平凡なことが多いために忘れやすいことも事実である。

7　みせかけの防衛単純化

先に「適応不安」について述べたが、そのさい人間が生きているかぎり不安はつきものである、ということを指摘した。しかし普通の正常人においては、不安はつねに一定の対象に限られているものではなく、時と場合によって流動変化し、またこの不安が私たちの生存に役立つように働いているのである。ところが神経質症の場合には、この不安感情がある一定の対象のみに向けられる傾向が強く現われる。しかもそれが私たちの生存にプラスの作用を及ぼさないで、生活を萎縮させるように働くのが一般である。

この不安が一定の対象に向けられることは、一つの自己防衛のからくりであると考えられる。なぜかといえば、一定の対象のない不安を処理することは、その手がかりがつかみにくいので困難なように思われる。

私たち正常人の不安の対象としては、病気、天災、事故、経済問題、対人関係などのほか自分自身の種々の欠点や弱点と思われるものも多いが、不安がその一つのことに固まっているわけではない。しかしある人には、これら無数といってもいいほどのよもやまの不安を処理しつくすことは、非常に困難であるように感じられる。敵があまりに多すぎるのだ。

そこで作戦として、多くの敵のなかで、当面の最も重要と思われるものの一つにしぼってしまうことが有利であろう。そこで、ある一定の事柄を自己保存上最も有害な、自分にとって不利なものと決めて、これを否定あるいは排斥し、もしくはそれを避けるという防衛機制が生まれる。私はこれを「防衛単純化」のからくりと呼んでいる。

疾病恐怖に例をとってみよう。普通の正常人は事故や貧乏などと同じく、一般にあらゆる病気を嫌い恐れる。ところが神経質症の場合には、病気にかかることのみを恐れるものがある。しかもその病気のなかでも、あるものは性病を、あるものは癩病《らいびょう》を、あるものは心臓病をというふうに、恐怖の対象が専門化するのが特徴である。

一般的不安から一つの対象に不安が固まってくると、ここに対処すべき簡単明瞭な目標ができ、これさえ処理すれば、これさえなければ安心して十分に活動できると考えて、一応安定感をもつように感ずるが、事実はそのためにその不安感を強く意識し、森田のいわゆる精神交互作用、拮抗《きっこう》作用、自己暗示などを強めて持続的な神経質症状を形成するのに役立つのである。

防衛単純化はみせかけにすぎないもので、実際はかえって煩雑なからくりを作り出すのである。

患者は、対人恐怖さえなければとか、赤面さえしなければとか、病気恐怖のあるものは性病にかかっていないと安心できさえすればとか、この頭が重くさえなければとか、それを念願すればするほど、それにとらわれるという結果を招くのである。

もちろん、防衛単純化のからくりの多くは当人が意識して作り出しているのではなく、人間のもつ功利的な便利主義から生まれたものと解すべきであろう。このことをよく自覚することは、治療のうえにも役立つのである。

8　心と体

恥ずかしいときに顔がほてる。驚くと胸がどきどきする。こわいとき顔が青ざめる。競技を見ていると手に汗をかく。ウメボシを見るとつばが出る。これらのことは誰にも経験のあることで、心と体の関係の密接なことは昔からわかっている。

それで、精神と身体病との関係もしだいに明らかにされ、近ごろは心身症という言葉もさかんに使われている。この心身症というのは、学者によって定義のしかたもさまざまであるが、だいたい身体症状の原因あるいは誘因のなかに精神的な要因が相当重要な役割を演じているものを意味する、といってよいであろう。

この種の身体病のなかには、ぜんそく、高血圧症、不整脈、胃潰瘍、十二指腸潰瘍、慢性胃炎、便秘、神経性食欲不振、月経不順、糖尿病、バセドウ氏病、ある種の皮膚病、いわゆる神経衰弱における身体症状、その他いろいろあり、これらの病気には多かれ少なかれ精神的影響があるものとされているが、その人の身体的素質や本来の気質に関係するところも多い。

ところで、精神と身体とはどんなふうに関係しあっているか、このことについては近ごろ非常に精密な研究が進んでいて、いちいちくわしく述べることはできないが、簡単に、最も重要なことを挙げれば、人間の情動〔喜、怒、哀、楽、恐れ、憎悪、快、不快など〕と自律神経と内分泌ホルモンが共働して、身体的変化を起こすということである。

このごろは誰でも知っていることであろうが、私たちの神経系には二通りあって、一つは動物神経、それと自律神経〔植物神経〕である。動物神経は骨格筋を支配しているもので、私たちの意志で外部環境の変化に積極的に対処するものである。手足の運動などはこれに属する。自律神経は内臓の働きを支配するもので、消化器、心臓、血管、内分泌器などすべてこの支配下にあって、私たちが自由に調節できないものである。ところが、この自律神経は私たちの情動と密接に関係しあっているもので、情動の変化に伴って、つねに内臓の機能は動揺して身体的変化を起こすのである。

自律神経系には交感神経と副交感神経があって、内臓器官の働きはこの二系統の拮抗的な作用で調節されているという。心臓に分布する交感神経が興奮すると、脈搏も多くなり、血圧も高くなり、副交感神経が興奮すると脈搏も少なく血圧も低くなるので、こういう点ははっきりしているが、すべての身体現象がかならずしも両神経系統の拮抗で説明できるとは限らない。

一般的にいうと、生命を維持するための基礎的な内臓の働きは副交感神経が支配するが、時に応じてその働きを強める必要のあるときは、交感神経がこれに関係することが多い。驚いて逃げるときは交感神経が緊張して心臓の働きを強めて、筋肉運動をさかんにすることに役立つという具合である。有名なキャノンの動物実験では、ネコにイヌをけしかけるとネコの心拍数の増加、瞳孔散大、立毛、消化器官の活動低下、赤血球の増加、血中アドレナリンの増加による過血糖などが認められた。これに類する実験は無数にある。古典的な実験としてはパブロフ一派のそれがあり、飢えたイヌに肉を出すと胃液がどしどし出てくるが、イヌの前にネコをつれてイヌを怒らせると、胃腸の消化液の分泌がひどく減退し、胃腸の動きも止まったりする。人間で不安苦悩の多いときは、食欲不振、胃部圧迫感、下痢、便秘、吐き気などを起こすことがあり、胃腸と情動の関係はきわめて密接である。「病は気から」というのはこういう場合にはよく当てはまるのである。

なお、情動の変化は脳の視床下部や大脳辺縁系を通して内分泌器官、ことに脳下垂体を刺激して、副腎皮質、甲状腺、生殖腺などに働きかけ、ホルモン分泌に変化を起こして身体的に種々の影響を及ぼす。これらについての研究は、近年非常に進歩して、私たちの心身の相関問題に新しい知識を提供している。

さて、ある種の器質的な病気に対する情動の影響も軽視してはならないが、これらに対しては身体的治療を主として行ない、精神的な面はむしろ副次的なものとして対処してさしつかえないが、神経質症においては、その身体的症状は主として心因性によって起こるもので、したがってその治療も精神療法を主とすべきものである。

神経質症患者の身体症状、たとえば、胃腸神経症の食欲不振、胃のもたれる感じ、下痢、便秘、げっぷ、不安神経症の心悸亢進、ふるえ、めまい、冷感、逆上感、脱力感、首や肩のこり、あるいは普通神経質症の頭重感、頭痛、頭内もうろう感、種々の性的障害、書痙などはほとんど精神的からくりから起こるものである。

患者はこのような症状を自覚すると、そこに何か器質的な病気があり、重大な結果を招くのではないかと恐れるのであるが、放置しておいてもじつはけっして生命の危険をもたらすようなものではない。患者はそれが心因性で起こったものであるということは知らないで、あるいはそれを無視して、部分的な対症療法を求めたがる。

医者もそれに乗ぜられて、心臓神経症に強心剤を、胃腸神経症に消化剤を、また慢性的に頭重や頭痛を訴えるものには鎮痛剤を与えるにとどめることがある。しかし、これでは根治は望まれない。根本的にその神経質的からくりを打破するためには、精神療法を主にしなければならないのである。このことは、病気の本態を理解すれば当然のことにすぎない。

神経質症の治療

神経質症の治療

1 自己実現への解放

神経質症はかならずなおるものである。正しい心構え、正しい生活態度によって症状が消えないわけがない。しかし誤解があってはいけない。なおればノイローゼとしての症状はなくなるけれども、快不快いずれにせよ人間性として備わっている人情だとか、好悪の心がすべてなくなるわけではない。

神経質症状としての不潔恐怖はなくなっても、不潔なものはやはりいやである。いやでなくなれば衛生を守ることもなくなる。症状としての対人恐怖がなおっても、対人恐怖的な心理が全然なくなるわけではない。普通の人情としての遠慮や羞恥心、多人数の前での緊張などは、恐怖症がなおってもある程度はあるのがあたりまえで、もし全然なくなってしまったら図々しい恥知らずになってしまう。

ただ、なおればそれにとらわれることなく、普通の人と同様に恥ずべきことは恥じ、恐れるべきことは恐れ、対人恐怖を感じてもいちいちそれを強く意識することもない。つまり対人関係を円滑に保っていく。また症状によっては、以前の苦悩をまったく忘れてしまい、苦しかった症状もいまでは夢のような気がすると告白するものもある。

また神経質症がなおると、器質的な病気がなおるのと少し違って、一つの関門を越えて悟りに入ったようなもので、ただ症状がよくなったというだけでなく、症状の発生した前の状態よりも生気を増し、活動的になることがわかる。「自己実現」という言葉があるが、神経症によって抑圧されていた活動的な本性が解放されて、十分に発揮されるからである。しかも発病以前の状態に返るというだけではなく、難関を突破して鍛《きた》えられた自己が実現するということになる。

私が治療した雑念恐怖の患者の退院後の手紙の一節に、なおったあとの活動的状態がよく現われている。

その後の私は元気で毎日働いています。日常生活のいろいろな面に先生のご教訓が生きていきつつあるのを意識して、そのたびに自分の幸福をうれしく思います。面倒で複雑な仕事を進んでやっていて銀行の上役からほめられました。今まで顧みなかったちょっとした雑事でも、自分の手があいているときにはどんどん興味をもってやっています。

日曜日には朝早くから家の修繕や、畑いじりに没頭しております。たいていのことは私がやってしまうので家内はもちろん家主まで喜んでいるようです。屋敷内の空地に植えたトマトやナス、キュウリ、ネギ、トウガラシなどの収穫期も近づきます。水まきや草取りだけでも相当忙しいのです。俳句のほうもぼつぼつやっております。入院中の作三句がこちらの俳誌にのりました。

だいたいこのような状態で張り合いのある毎日を送っています。長い間、日蔭《ひかげ》者のような生活をつづけた私が、再び社会に出て人並み以上に働けるようになったのは、ひとえに先生のおかげといつも家内と話し合っております。

外界の刺激に順応し、ふりかかってくる運命にも即座にとけこんでいく態度が、生きていくためにいかに必要であるかを知りました。上司や同僚との関係も、知らず知らずのうちに先生のお言葉どおりの態度になっているようです。

こちらでは梅雨晴れのような状態で、もう完全に盛夏の候です。しかし暑ければ暑いで、汗をかきながらあらゆる方面に精進したいと思っております。〔以下略〕

このような体験によってなおったものは、ただ症状が消えたというだけでなく、もはや今までのぐずついた態度がなくなって、発病前にもまして生き生きした生活を営むことができるのである。

以下、神経質症状の治療上の重要な事柄について述べるのであるが、読者はただこれを読むだけでなく、これを知るだけでなく、ただちに実践してもらいたい。よく知り、よく実践することができれば、症状はかならず消えるか、少なくとも好転することは間違いない。

なお神経質症状は各人各様であるが、根本の成り立ちは同じようなものである。したがってそのなおし方は共通しているので、ここに書いてある症状と自分のが多少違っていても、自分のこととして参考にすることが大切である。

2　まず症状の本態を知る

さきに神経質症状の発生と固着のからくりについて述べたが、患者自身がこれを知ることが治療にも役立つのである。症状が器質的な病気にもとづくものでなく、心因性で起るものであるということを知れば、少なくとも無益な治療を試みたり、神経症患者にありがちな頻繁な転医を避けることもできよう。

患者のなかには、器質的疾患があるのではないかという疑いをもつ者が多い。そのため、一応信用できる専門家の診察を受けて、器質的なものでないことを確かめることが必要である。

しかし心臓神経症の人が何回となく心電図をとるとか、性病恐怖の人が何回も血液検査を要求するのは、それがすでに一つの症状であるから、やめさせることが治療になるわけである。胃腸神経症、神経性尿意頻数などにも同様のことがいえる。

不安神経症における発作性心悸亢進《こうしん》を例にとれば、患者自身が冷静になって症状の発病以来の経過を見ると、それが精神的影響を受けやすいこと――たとえば、単独での外出のときなど電車のなかで発作が起こりやすいが、保護者と共にいるときは起こらないというような事実。また医師を迎えるとただちに発作がおさまること、あるやむをえない出来事のために相当激しい肉体運動をしても別に異常のないこと、じっと苦痛に耐えて態度を崩さずにいれば発作が止むことなどから――これが精神性のもので生命に別条ないこともわかるはずである。

いろいろな強迫観念にしても、前に述べた発作のしかた、固着のからくりを理解すれば、いたずらに症状から逃げようとしたり、あるいは臭いものにフタをするようなことの有害無益なこともわかるはずである。

このように症状の実態を知るだけで、好転する人もあるが、それは知ることによって心機一転した人である。すでに機縁の熟した人は一回の診療で、あるいは本を読んだだけで長年の迷夢からさめる人もある。

しかし、多くの患者にこれを望むことはできない。ただ、これまでに述べたことを知ることが、病気治療の本道に足を踏み入れることになり、さらに後に述べる治療の要領を実践することを容易にすることはたしかである。

3　差別観のとらわれから脱する

神経質症状をもつ人々の多くは、自分ほど苦しいものはない、こんな症状をもっている者はほかにあるまいと思いこんでいる。だから、他人の症状を聞いてもいっこうに同情しない。赤面恐怖の人は不潔恐怖の人をおかしがり、不潔恐怖の人は不眠症ぐらい何でもないのにと思う。強迫観念の人は、心臓神経症などの身体的なことは大したことではあるまいと思い、心悸亢進の人は強迫観念などの精神的なことはぜいたくだと考え、自分こそ生きるか死ぬかの問題に直面していると思う。人間は勝手なもので、歯痛のときはこれほどつらいものはないと思い、腹痛のときはこれにまさる苦しみはないと感じる。

入院中の患者たちははじめのうち自己中心的になっていて、自分だけが特別だと思う気持ちが強いので、いっそう自分をみじめに感じ、他人に対して同情することも少ないのである。患者Aが高い木に登っているのを見て、患者Bが「あの人は平気であんな高いところにいるが、自分にはとてもできない」というので、私が木から降りたAに「木の上での気持ちはどうだったか」とたずねると、「とてもこわくてビクビクしながらやりました」と答えるのである。

私がウサギの箱を掃除しているのを見たある患者が、日誌に「先生は汚いことを平気でやられる」と書いていたが、私は平気ではなくイヤイヤながらやったのである。冬の寒い日、病院の前の妙正寺川で染物屋さんが布をさらしているのを見た一人の患者が、「あの人たちは寒いのに平気で水仕事をしている。自分にはとてもできない」と日誌に書いてあった。このように、自分につらいことは人にもつらいということがわからないので、同情心も湧かないのである。

正常人は「あの人たちは職業とはいいながら、つらい水仕事をしている。感心なものだ」と思う。

人は平気で大勢の人の前で話をするが、自分はあがってしまう。人は楽に勉強しているが自分は苦しい。人はいつもいい気分でいるが自分はふさぎやすいなど、自分だけが特別だという考え方をすることを「差別観にとらわれる」というのである。こうなるといっそう劣等感が強くなる。だから他の患者がなおるのを見ても、あれは軽いからなおるので自分のは違うと思い、他人のことを参考にしようとしない。症状が変わっていても根本は同じだということにも気がつきにくいのである。

人間性の真実を見きわめることのできる人は、自分にあることは多かれ少なかれ人にもあるという事実を知っている。だから「己れの欲するところを人に施せ」とか、「己れの欲せざるところを人に施すなかれ」ということも素直に受け取ることができる。

文豪の作品が国や人種を異にしても人の心を打つのは、人間性が共通していることにもとづくものである。

自分にあることは人にもあるという平等観が生まれると、自分を特別扱いにして劣等感に悩むことも少なくなるにちがいない。

4 「あるがまま」に徹する

森田療法では、患者の症状に対する心構えとして「あるがまま」ということを強調している。この「あるがまま」が体現できれば、患者はすでに治療の本道に乗ったといってもよいであろう。

それではこの「あるがまま」はどういうことを意味するか、具体的に述べてみよう。ある学者は、森田療法における「あるがまま」は「あきらめ」に通じるもので、消極的に過ぎるというが、これはつぎに述べることで明らかになるように、「あるがまま」の一面だけを見ることから生じる誤りである。

「あるがまま」の第一の要点は、症状あるいはそれに伴う苦悩、不安を素直に認め、それに抵抗したり、否定したり、あるいはごまかしたり、回避したりしないで、そのまま受け入れることである。

第二の要点は、症状をそのまま受け入れながら、しかも患者が本来もっている生への欲望にのって建設的に行動することで、これがたんなるあきらめと異なるところである。症状に対してもあるがままであるとともに、「向上発展の欲望」に対してもあるがままなのである。

「あるがまま」と「あきらめ」の差異をわかりやすい例で説明してみよう。プールの高い飛びこみ台からはじめて飛びこもうとするとき、恐怖感を起こすのは一般人に共通の心理である。この恐怖のために、飛びこむのはやめてしまうのが「あきらめ」の態度である。また、この恐怖心が邪魔になるのだからと考えて、観念的にこの恐怖心を起こすまいとし、この恐怖心がなくなったら飛びこもうとするのが「はからいごと」であり、これが神経症に通じる道である。

これは恐怖心をなくすことに重点を置くのであるが、必然的な心理に対する戦いであり、不可能を可能にしようとする葛藤である。そのために、精神交互作用的に恐怖意識はいよいよ強くなり、飛びこもうという本来の目的はなおざりになってしまう。このことについてはあとでまたふれることにする。

そこで、「あるがまま」というのは当然起こるべき恐怖はそのまま受け入れて、ビクビク、ハラハラしながら本来の発展的行為である飛びこむという欲望によって飛びこむのである。

恐怖心をなくして飛びこもうという二重の操作は無用である。その行動によって、結果としては自信も生まれ、恐怖心もうすらぐのである。

理論的にいっても、感情はわれわれの自由にならないものであるから、ただ観念的に恐怖心をなくそうとしても成功しないが、行動はその自由の範囲が広いという心理学的事実が、このあるがままの態度を可能にするといってもよいであろう。

そこで対人恐怖の人は、人に接するときの症状は当然あるものとして、むしろ症状を起こしながら当面の目的である話題にのっていく。心臓神経症の人は発作に対する不安におののきながら、むしろその不安と握手して、近いところへは一人で外出する。そのうちしだいに範囲を広げて、電車に乗ってでも用件を果たすのである。症状があっても、内心はどうあっても、態度を崩さずにやるべきことをやればかならずできることを体験する。

その体験が身につけば、症状があっても日常生活は正常にやっていけるということで、症状の威力は当然にわかに衰える。症状があるからやるべきことをやらないというのでは、症状の威力は増大しても減ることはない。

このような意味の「あるがまま」が、症状固着のからくりである精神交互作用を遮断することは明らかである。例をとって説明しよう。頭重感に悩む患者は、これさえなければとつねにこの症状からの解放を念願しているが、これがいつも頭重感に注意を向けて交互作用を助長させていることになる。

患者が頭重感を現在の自分にとっては一つのつきものとして認め、それを受け入れてそのハンデのもとでやるだけのことをやるという心境になって実践すれば、当然、頭重感に関する注意と感覚の交互作用的悪循環はなくなるわけである。

時計の音が耳について眠れないという神経性不眠症の患者は、時計の音を邪魔もの扱いにして排斥するから、交互作用あるいは抵抗作用でかえって強く音を意識するのである。

正常人は聞こえるものは聞こえるままに放置しているので、自然のなりゆきに従って注意がいつまでもそこに止まっているものではないから、音はあっても聞こえないのと同じことになる。

雑念のために読書ができないと訴える患者は、雑念が読書の邪魔になるものと決めて雑念を排斥する気持ちが強いから、かえって意識することになって読書困難に陥る。われわれはいつも読書に熱中しているわけではなく、ダレてくると雑念もさかんに起こってくる。しかし、それは当然のことであるから、付いたり離れたりしながら読書をつづけていく。だからこういう態度では雑念があっても、意識しないから読書の邪魔にはならないのである。

他のすべての神経質症状についても、だいたい同様のことが当てはまる。「症状と一体になれ」とか、「そのまま苦痛に当面せよ」とかいうような表現はすべて、以上のことを意味するものと解してさしつかえない。

神経質症についていえば、患者が頭重感なり、不眠なり、対人恐怖なり、あるいはいろいろな苦痛、不安などを、あってはならないものとだけ考え――つまり自分の心身のなかの異物と見なして――どうにかして処理しようとして種々の方法を講じることが、森田の言う「悪知」となって固定的症状を形成することに役立つのである。苦痛をあるがままに純粋に苦しむという態度が、じつはその苦痛にとらわれない最短の近道である。

私たちは口中にある唾はただ体と一体化しているので、別に汚いと思わないが、一度それを口の外に吐き出せばたちまち汚物と化し、再びそれを口にすることはできない。物は同一の物でも、それに対する私たちの態度によって、何でもない無害な物にもなり、嫌悪すべき物ともなる。

あるがままになりきるという体験によって、長年の頑固な症状から急速に解放されることは、私たちが患者の告白によって察知することができるのである。これが森田療法の真髄であるといっても過言ではない。

5　注意の転換と気分の変化——注意の固着、感情の性質、気休めごとなど

神経質の症状が注意の固着から起こると説明されると、患者は注意をそのことから離そうと念ずる。病気のことを思ってはいけないと考える。ところが、そうすることこそ注意を向けることになるので、注意してはいけないと思うことが、すなわち注意することにほかならないのである。

勉強中に雑念が起こるのは普通のことで、起こるにまかせて勉強しているうちに雑念のことは気にならなくなる。これは、心の自然の流れにまかせて調和を保つようになるからである。雑念を起こしてはいけないと念ずれば、雑念に注意が向いてそれをいちいち意識することになる。雑音についても同様である。

気になることはなるままに、当面の仕事に没入することで注意はおのずから転換される。しかし、転換されることを当てにしていると、かえって裏ぎられる。

また、神経症者は気分本位になっていることが多い。気分がよいとか悪いとかにかかわって行動が抑制されやすい。彼らはつねに気分が明朗であることを願いながら、それが思うようにならないのを悩み、不快気分を強くしている。気分さえよければ人並みに活動できるのにと思う。そして、気分の悪いことが彼らの逃げ道、口実になっていることを自覚しないのである。

こういう人々も、非常の事件に出会ったり、やむなく自分が奮起しなければならないという絶対的境地になると、自分の予想に反して沈滞の気分を吹きとばし活動できることを体験する。

一体に、私たちの気分はどんなに明朗でありたいと思っても、ただそれを念ずるだけでは変化するものではない。いま、私は室内で書きものをしているが、このままで怒ろうと思っても、悲しもうと思っても、喜ぼうと思っても自由にならない。しかし、いま自分のなおした人の訪問を受けるとうれしくなるだろうし、子どもの病気の知らせを受ければたちまち心配するにちがいない。

このように、われわれの気分が外界からの刺激に応じて変化することはいうまでもない。また、気分はわれわれの行動によって変化することもいっそう重要な事実である。朝起きようか起きまいかとぐずぐずして煮《に》えきらない気分のとき、とにかくパッとはね起きて冷水摩擦でもすれば、気分はたちまち変化する。うっとうしい気分のときでも卓球でもやれば気分は引き立つ。私が苦労して論文を書きあげれば深い喜びがわき、書かなければならないと思いながら怠けていればいやな気分になる。

溜り水はくさり、使わない刃物はさびるとか、「転石苔《こけ》を生ぜず」などという言葉もある。建設的な行動を何もしないで、ただ気分だけを明朗にしようとするのは、雑草のはびこるにまかせて、収穫だけを多くしようとするようなものである。

なお、ここで注意したいことは、ある機会に起こった感情や気分は、そのまま放置すると自然に多少の波を打ちながら、だんだんうすれていくという事実である。これはどうにもならない感情の法則であり、これによって私たち人間は破滅から救われているのである。

もしこの事実がなかったら、私たちの生活は耐えがたいものになる。愛児の死にあった母親の悲嘆が当時のそのままの強さでつづくとしたら、一生は生きるに値しないものになろう。しかし、このような強い悲しみの感情も、忘れることはできないにしてもしだいにうすれて、もはや当時の感情をそのまま再現することはできなくなる。もとよりうすれる速度は事の大小によってさまざまであるが、うすれることには変わりない。

日々経験する小さな不快感は、一夜明けると思い出せないことも多い。「人の噂も七十五日」というように、どんな大事件でも時の流れとともにいつか話題になることもまれになる。それゆえ、生活の達人はどんないやなことを経験しても、それによって起こる不快感情が時とともにうすれることを知っているから、どんなことにも高をくくって時を待つことができるのである。

感情の高まりが時とともにうすれていくことはありがたいが、しかしこの感情の高まりを即座に消そうとしても不可能である。これもわれわれが心得るべき重要な法則である。愛用の名器をこわし、こわれたものはしかたがないと思っても、そのときのいやな気分は即座に消えるものではない。

理屈では処理できても感情では割りきれないものである。

　ところが完全欲の強い神経質者は、何かいやな気分があるとただちに解消しようとか、それから自由になろうとか、逃げようとかする。これは感情の経過の法則を無視して、不可能を可能にしようとする葛藤であるから、不快気分とそれを処理できない不満感がさらに不快気分を倍加させることになる。

　神経質者は苦痛、不安を性急に解消させようとして、いろいろ不自然な手段や逃げ道をこしらえるので、かえってその不安、苦痛を神経症の症状に作り上げるのである。これは強迫行為にも当てはまる。

　不潔恐怖症の患者が、一日数十回も手を洗うのは一種の強迫行為で、自分の手に何か不潔なもの、いやなものがついているのではないかという不安があり、手を洗うことでその不安の気持ちを一時的に解消させる。しかし、しばらくするとまた不安になるので、また手を洗う。その不安を持ちこたえていく努力をしないので、それを突破することはできない。手を洗うことは不安を静めるための気休めにすぎない。

　不完全恐怖の人が何回も戸締まりの検査をしたり、ソロバンを何回もやり直すのも、心悸亢進発作の人が不安になると医師を迎えるのも、対人恐怖の人が色めがねをかけたりするのも一種の気休めごとである。縁起恐怖の人が、行動を起こすとき何か余計な動作をするのも、不安を静める気休めである。

神経質症をなおすためには、このような気休めごとをしないで、不安、苦痛をあるがままにして建設的な仕事をするのが、まわり道のように見えてもじつは最も早く不安や苦痛から脱する道なのである。

不安、苦痛はあるものとしてまともに受け入れて、気休めでそれをはぐらかさないことが強迫行為をなおす道である。

6　内向と外向、全体と部分

月を指さして幼い子どもにそのありかを教えようとすると、子どもは指を見て月を見ない。それと似たようなことが私たちの日常の行為にもよく見られる。

キャッチボールのときボールを見ていれば、手足は自然にボールを捕りやすいように動くが、自分の手つきに注意を向けていると捕りそこなってしまう。丸木橋を渡るとき、足もとに気をとられると足がすくむ。

私が卓上の置時計を取ろうとするとき、手は目的物に向かって最短距離を進み、最も取りやすいところをつかむ。そんなことはいちいち意識しなくても、すべての過程が目的にかなうように調節されていく。当面の目的に乗りきっていく態度が、外向的、即物的であり、それが外界によく順応していくやり方である。

ところが神経質症の人は、その当面の目的に乗りきらないで、途中のこと、あるいは準備のこと、身体的、精神的ないろいろな二次的な条件に重点を置きすぎて、それらを整備することが主目的になり、肝心の本来の目的が留守になってしまう。

自分の手の振り方がどうなっているかということを気にしながら歩くと、足の運びと手の振りが自然の調和をとれず、ぎごちない歩き方になってしまう。また、人と対談するとき自分の顔の表情に気をとられていると、話題のほうが留守になり、相手の言うこともよく耳に入らない。しかも、たがいに相対しているのだから心が分裂して混乱する。

読書をするとき、雑念をなくすための手段に重点を置くと、かえって雑念を意識してしまい、本のほうには注意が向かない。注意が目的のほうに素直に注がれないで、その手前のところで空まわりしているのが内向化のとらわれというのである。

これは部分にこだわって全体の調和を破ることに通じている。沢庵和尚の文章に「たとえ一本の木に向うとも、その内の赤き葉一つを見ておれば、残りの葉は見えぬなり。葉一つに目をかけずして、一本の木に何心なく打向い候えば、数多くの葉残らず見え候。葉一つに心を取られ候わば、残りの葉は見えず、一つに心を止めねば、百千の葉みな見え申し候。これを得心したる人は千手千眼の観音にて候」というのがある。

部分的なことに重点を置くと、生活全体の調和が破れることを知らなければならない。不潔恐怖で手を洗うことに専心する人は、手以外のところがかえって不潔になる。

不完全恐怖の人が仕事をする場合は、心残りをなくするやり方とか、仕事をするための予備操作に時を費《つい》やすので、仕事そのものがはかどらない。種々の強迫行為の人の態度がそれである。病気恐怖の人が衛生のとりこになって、全体の活動を鈍らせているのは、すべて部分的なものにとらわれていることにほかならない。

いろいろな思案工夫が細かくなるほど、ますます本道を遠ざかっていくのは、はじめの一歩の違いが到達点では千里の差を生じるようなものである。

私たちが友人の顔を見た瞬間、すぐにこれは山田君の顔であると認知するのは、顔の各部分、つまり目、眉、鼻、口、耳、髪などを分析して、さらにそれを総合して山田君であると決定するのではない。第一印象で、ただちに全体を把握して山田君であると認めるのである。いちいち目、鼻などを分析するだけでは、全体がはっきりせず、山田君のようでもあり、川野君のようでもあるということになろう。

言葉でいうのはむずかしいが、「第一印象」「初一念」のような作用は全体的なもので、われわれの日常の行動はだいたいそれに従って生活全体を保っている。

こういうことは言葉に即しないで、文字にふくまれた全体の気分を感得してもらいたい。

7　外相と内相――形をよくする、ぐち・いいわけ・口実など

仏教語に「外相整いて内相おのずから熟する」という言葉がある。外の形をよくすれば、自然に内心もそれにふさわしく良くなるという意味にとっていいであろう。仏前にすわって両手を合わせて礼拝すれば、おのずから敬虔《けいけん》な気持ちになる。生活をよくするにはまず形からよくすることが、先に心を変えてやるよりも実行しやすいし、効果的でもある。

「ジェイムス・ランゲの説」というのがある。それは、人間は悲しいから泣くのではなく、泣くから悲しくなる。おかしいから笑うのではなく、笑うからおかしくなるという意味のことである。

理屈に反するようであるが、これは一面の真理をもっている。人間は口を噛みしめ、両の拳《こぶし》を固めていては、ゆったりした気分になろうとしてもできない。また、眉をしかめて苦虫を噛んだような表情をすれば、気分もむずかしく不機嫌になる。外形のいかんによって私たちの気分や心構えが

影響されるのである。

運動着を身につけると、それだけで運動神経が生き生きしてくる。浴衣をつけていてはそうはいかない。軍人や警察官が制服を用いるのは、一つにはそれによって軍人らしい、あるいは警察官らしい思想や気持ちを統一することを目的にしている。

禅宗の僧侶などの一挙一動もゆるがせにしない態度は、その形によって心を一つの方向に統制するのに役立っているのであろう。

神経質症の患者は、いわゆる観念的傾向が強く、「やる気が十分に出てきたらやる」という態度、あるいは「怠け心をなくして」とか「臆病小心をなおしてから」とか、なかには「完全な人生観を築いてから」または「コンディションが整ってから」仕事をしよう、勉強しようという心がけの者が多い。

これは一見、合理的のように見えるが、実際にはなかなかむずかしく、実現不可能のことが多い。なぜかというと、人間には大いに発展、向上したいという願望とともに、一方にはかならず困難を避けて楽をしたいという気持ちがあるからである。

大好きなことをする場合にはやる気が十分に出るが、仕事や勉強には困難が伴うので、さきに延《の》ばしたいという気持ちが起こり、やりたい気分だけになりきることはむずかしい。だからやる気が十分に出たらやるというのでは、実際には容易に手が出ないということになる。

怠け心をまったくなくすことはできないし、臆病心、小心も人間の通性としてなくなるはずもない。完全な人生観、完璧なコンディションなどあるわけがない。それを当てにしていると一生何もできないことになろう。

このような観念論を棚上げして、心はどうであれまず形をよくすることが、建設的な生活に入るための近道である。形をよくするということには、服装を清潔にさっぱりしたものにすることもそうであるし、きびきびした起居の動作をすること、礼儀正しくすること、あるいは就床、起床、食事などの時間を乱さないことなども含まれている。

人に接して表情をにこやかにやわらげることもそうである。神経質症の人は、対人恐怖があるのに表情をやわらげることはできないと我を張るが、顔の表情筋は随意筋でできているから、自分の意志で顔をほころばすことができるのである。そうすればおのずと気持ちがやわらかくなる。

入院中の患者さんのなかに、ふところ手をしてブラッとしている者がある。そういう形の中身にはやはりふやけた心が宿っている。怠け心があっても形をよくして、とにかく手近のところから手をつけると、そこからしだいに活動のリズムが生まれて心がはつらつとしてくる。行動もまた広い意味での形といってもよいであろう。

不安神経症の人などは、発作があるとうろたえて寝こんだり、家人に不安を訴えて医師を迎えたり、いろいろな手段を講ずる。電車のなかで不安になると、途中で下車してタクシーで帰ったり、医院を訪れたりする。私はこのようなことを「態度を乱す」と呼んでいる。態度を乱すからいつまでもそれを乗りきる自信も生まれない。

この場合、不安をじっと持ちこたえて、発作の起こる前からの態度を崩さないことである。仕事中に発作が起これればそのまま耐えて仕事をつづける。電車のなかで発作が起こっても途中下車しないで目的地に行く。それはやればできるのである。態度を崩さず、どうなるか見てやりましょうというぐらいの客観的態度になれば、発作も早くおさまるのである。

症状のことをくどくどと周囲の人に訴えるのもまた、態度を崩すことである。神経質症の人のなかには、自分の症状以外のことには興味をもたなくなって、人の迷惑も気にせず、口を開けば自分のつらい症状のことばかりを訴える者がある。これは人をくさらせるばかりでなく、自分自身にも自己暗示をかけてますます自分を弱くする。ぐちを言わない人は珍しい。それだけでもりっぱであると言わなければならない。

神経質症の人に絶対にぐちを言うなとは言えないが、できるだけそれを控えていくようにすれば、それだけでも相当鍛えられる。

ぐちに似たものに、いいわけやいろいろの口実がある。これも広い意味で形を崩すことに属する。「小人の過つや必ず文《かざ》る」と孔子は言ったが、私たち凡人は何かうまくいかないときにいいわけをする。茶碗を割って叱られると「よく注意したのですが……」と言う。よく注意していたら落とすはずはないのに、いいわけにならないいいわけをする。

いいわけをするのは、自分の非を認めない態度である。それでは進歩するはずがない。失敗があった場合、それを残念がるのはよい。残念がる心のない人は向上心がないからである。しかし残念がるとともに、その失敗についての責任を負う人には、おのずから同じ失敗を未然に防ぐ心構えが生まれる。

一方、その責任を他に転嫁して、みずから責任を負わない人は、正しい反省をしない。したがって同じ失敗をいくたびもくり返す。また自分の不遇、失意、不如意をことごとく社会制度の欠陥のせいにして、つねに不平不満にみちて、いよいよ自分を不幸にしている人もある。

神経質症の人は、自分の症状による苦痛、不安などを自分のせいにしないで、父母の教育のせいにしたり、悪い遺伝のためとか、現在の職業に不適だからと考えている間は、容易になおりにくいのである。このような状態では真の自覚など生まれるはずがないから、真の修養も行なわれにくい。

近来、幼少時における親の教育のしかた〔たとえば過保護など〕が、後年の神経質症発生と関係が深いという学説がさかんに言われている。親がこのことを知って正しい教育をすれば、この学説は大いに役立つ。

しかし相当の年齢になった子どものなかには、自分の薄志、怠惰、わがままを棚上げして、自分の性格の欠点や神経質症的状態をことごとく親の悪い教育のせいにして、親を責めることを仕事のようにしている者がある。なかには、親がこんなふうに自分を生んだのが悪いと言って責めたりする。このようにいま、どうにもならないことに責任をかぶせていては、進歩のありようはずがない。

外傷性神経症というのがある。これは工場などで仕事をしていて外傷を受け、その傷がなおってもいろいろな神経症状〔不眠・不安・頭重・頭痛・身体諸部分の感覚異常・気分失調など〕が現われて慢性的になったものである。この場合、患者は自分の病気に対して会社が当然責任を負うべきもの、賠償すべきであるという欲求観念が意識的に、あるいは無意識的に働く。そのために病気のなおるのが妨げられているのである。

外傷性神経症に対しては会社がその責任を負わないという規定を作っているところでは、このような神経症状は起こりにくい。アマチュアのスポーツで怪我《けが》をしても、この種の神経症が起こらないのは、これが賠償を訴えるべき性質のものではないからである。

自分の症状を自分以外のもののせいにして責めている間は、症状は好転しない。神経症者が反省しなければならないことである。

口実について考えてみよう。

「難《かた》きを避けて易《やす》きに付く」という人情は一般人に共通したものであるが、向上の意欲に燃えて難きを突破していく人に勝利の栄冠が輝くのは当然のことである。

しかし、困難はできるならば避けたいという気持ちは、自分では気がつかなくてもかならずあるもので、それが知らず知らずのうちに口実となって現われる。

勉強の嫌いな人は、勉強しなければならないと思うと急にいろいろな用事を思い出す。そして勉強よりまずそのほうを片づけなければならないと思って勉強を先に延ばしてしまう。ある人は頭をさっぱりさせると言って、勉強の前にまず床屋に行き、帰ると入浴する、爪を切るなどして延ばしに延ばしている。

私のなおしたある青年は、勉学より人間として、最も重要な人生観の確立が第一である、勉学はその後だと決めて、トルストイ全集などを揃《そろ》えたりしていた。このような態度では一生勉学する時期はこない。当人はつらい勉強を逃れるために、人生観の確立という表面はりっぱな事柄を口実にしていることを自覚しないのである。ただ、勉強しないことは自尊心が許さないので、知らず知らずのうちに体裁《ていさい》のいい口実が生まれてくる。

「病気への逃避」もまた、この口実づくりの一つである。人間は誰でも多少はその傾向をもっている。軽い風邪ぎみのときに、いやな会合に出なければならないと思うと、風邪をこじらせてはたいへんだと思って行くのを見合わせる。しかし好きなゴルフでもやるときは、このくらいの風邪ならゴルフ場へ行けば吹きとばしてしまうぐらいに考える。

ヒステリー性の人では、何か骨の折れることやいやなことをしなければならないとき、頭痛やいろいろな感覚障害、気分の失調などが現われて、それが口実になってそのなかに逃げこむことが多い。しかし当人はかならずしもわざと症状を起こしているわけでもなく、意識して逃げているわけでもないのである。

神経質症の人はいろいろな症状をもっていて、その症状が現実逃避のための口実になることが多い。症状を口実にしていると症状はますます固定的になり、その威力を発揮するのである。

神経質者はこのようなことをよく自覚することが大切である。無意識に口実を作るという人間の弱点を深く自覚するだけでも、神経質者の生活は向上するであろう。

8　作業について

森田療法では作業を相当重要視している。また、実際によく作業する人がよくなおることも事実である。そこで、作業が治療に役立つ理由を考えてみよう。

第一に、人間は本来活動するようにできている。すべての器官は、直接、間接に活動に役立つように作られている。われわれの頭脳は覚めているかぎりは何かを思ったり、感じたりしないわけにはいかない。目を開けば何かを見ないわけにはいかないし、心臓は睡眠中にも働きつづけ、四肢の筋肉は運動するためにできている。だから活動するのが自然であり、無為は本性に反する。

そして活動する器官は発達し、しない器官は衰えるのが原則である。なお作業というからには建設的な意味があり、われわれがもっている向上の本能にかなうので、そこに健康な喜びを感じることができる。

第二に、症状があってもそのまま作業をつづけられることを体験することによって、症状の脅威は著しく減る。患者は消極的になっていて、何ごとにも自信がなく「やれない」と言うのであるが、実際にはやれないのではなく「やらない」のである。

しかし作業することで、やればやれるという自信も生まれる。頭が重いからという理由で勉強しなければ、頭が重いことが非常に重大な問題になり、いよいよ執着するようになる。頭が重くても勉強をつづけ、それができることを体得すれば、頭が重いことへの関心もうすれる。

第三に、仕事によって患者は外向的になり、より即物的になる。患者の心はつねに自己防衛にかたより、自分が自分の心身の状態の測定器のようになっていて、外界のものごとに働きかける外向性に欠けている。それが彼らの重大な症状である。

この自己中心的偏向から外界の事物に関心を転向させることが、治療上有意義なことはいうまでもない。このためには直接事物にふれて、手足を動かして活動することが、最も容易でもあり目的にかなっている。

遊びや娯楽などもこの目的を果たすことでは反対する理由はないので、われわれもこれを勧《すす》める。しかし、興味のあるなしにかかわらず仕事をすることが、患者の気分本位を打破することに役立つ。そこで仕事を必要とする実生活に適応させるためにも、仕事を主とし遊びを従とする必要がある。

なお、集団的作業や遊びなどによって社会化を促進させ、作業によって無償で自己以外のものに貢献する喜びを体験することによって、自己中心的人格の改善に役立つであろう。

健康で正常な生活は作業をつづけることのできる生活である。「健康で正常な生活をすれば、患者は健康になり正常になる」――これが神経質症治療のうえで、いちばん大切なことであろう。病気がなおっていなければ健康な生活は営めないという理屈は、神経質症治療に関するかぎり通用しないのである。

神経質症のある者は、神経が衰弱しているものと思いこんで、休養こそ大切といたずらに自分の心身をいたわることに終始している。そしてしだいに退《しりぞ》いて活動範囲がせまくなると、わずかの仕事にも苦痛を覚えるようになる。

十のことがつらいから八に逃げると、八がつらくなり、六に逃げるとまたそれがつらくなって四に逃げる、ついには無為の生活に陥ることもある。

一例を挙げると、対人恐怖と胃腸の症状をもつ独身の一教師は、退院時の手記につぎのように書いている。

多くの症状が重なって身心をさいなむのを、私は体が悪いのに仕事が過重であるとだけ考え、もっぱら仕事さえ少なくすれば体が疲れなくなる。眠りを十分にとれば回復するというふうに解釈した。そこで睡眠時間を長くすることはもちろん、仕事をはじめ部屋掃除もせず、ついには自分の床を上げることさえしなかった。気力はますます衰え、勤めはいやになり、不快はつのった。そして、今では自分自身をどうしていいかわからなくなってしまった。

心臓神経症の人などは、ことに発作を恐れて閉鎖的になり、無為の生活に陥って、苦しみを倍にしている者が多い。

なお、作業は強制的に課するのではなく、なるべく患者が自発的に作業できるような雰囲気を治療所内に作ることが望ましい。そして、気がついたことはすぐ処理するように指導する。

私はつねに、「ものを見て感じが悪いところがあれば、そこに仕事が生まれる」と言っている。菊の茎が傾いていれば感じが悪い。そこで、支柱を立てるという仕事が生まれ、庭の細道に水たまりがあれば、そこに土を盛るという仕事があるという具合である。

こういう態度が身につくと、いたるところに仕事があって、毎日が忙しく一日が短く感じられる。そうなると症状のほうもいつの間にか退いていくのである。

時には、患者は仕事がおもしろくないと訴えるが、仕事は遊びではないから興味本位でやるものではない。おもしろくなくてもやらなければならないのが仕事や勉強で、その努力のなかに生きる張りあいも生まれるのである。また仕事も勉強も、やさしいところから手をつけていけば、しだいに活動のリズムが生まれてむずかしいことにも進むことができる。

なお、病気をなおすために仕事をするという意識が強すぎるのは、いわゆる即我的態度で、それでは仕事に没入することがむずかしい。お使い仕事になる。はじめは病気をなおすためという観念もないわけにはいかないが、仕事をするときは仕事そのものの目的を果たすことがまず望ましい。

欲の深い神経質者は、仕事をするのは病気をなおすためにやるのだから、なおらなければ仕事をする必要はないとか、あれこれ仕事を比較する。これはつまらないからと他のことに移り、またそれより別のことがいいというように、転々として仕事を楽しむことができない。

私は庭に出て草を取るときは、大学教授でもなく、医師でもない、ただの草取りになりきる。草を取るより原稿を書いたほうがいいとか、原稿を書くより診察したほうが得だとか比較することもない。どんな小さなことでも、その時々に精神をこめることで仕事の醍醐《だいご》味《み》が味わえ、それが結果としては心が外向的になり、症状をなおすことにも役立つ。

仕事は機械的にするのではなく、事情の変化に応じてみずから変化して順応する。そして能率を上げる工夫をすることが大切である。また、体を動かすだけでなく、ものごとをよく観察することも仕事のうちに数えて努力する。

9　誤った対策を捨てる

ノイローゼの人々は、神経が衰弱していると思いこんでいる者が多く、医師もこれに同調する者もある。患者に安静、休養を命じ、安定剤や栄養剤などを処方するが、これだけでは無効であることは、経験的にも、神経質症の成り立ちから見ても明らかなことである。

患者のなかには数カ月、数年にわたって休養をとっている者がある。長く休むほど活動力は鈍り、暇にまかせて症状のことばかりを問題にする。要するに逃避生活に陥っているので、症状は好転しようがない。

身体的な病気を伴う場合には、その症状に応じて、休養を必要とすることもある。しかしそうでなければ、無為の生活は不自然で人間の本性に反するので、かならずその罰を受ける。これらのことは前の「作業について」の項を参照されたい。

うつ病は別にして、大多数の神経質症には、鎮静剤や精神安定剤の服用も多くの場合不要である。薬剤を服用すると、暗示的効果も手伝って一時的には気分が楽になることもあるが、根本的治療とは縁遠いものである。

心臓神経症の患者が発作時に注射を受けて、一時安心してその場の症状は消えてもけっして根治しないのと同じことである。ただ、不安が非常に強く、そのために精神療法を受け入れにくい場合には、安定剤を投与して治療を行ないやすくすることもある。もちろんこれは補助的な意味をもつにすぎない。

安定剤によってかえって作業意欲を鈍らせることもあり、体がだるくなり、ぼんやりすることもあるので、安定剤の使用は特殊の例だけに限定することが望ましい。ただし、うつ病は神経質症と外面的には似たものもあるが、本態は別のもので、これには大量の精神安定剤を用いることが多い。これに関してはうつ病のところを参照されたい。

用心しなければならないことは、神経質症のいろいろな症状が、目・鼻・胃腸・性器などの病気、あるいはその機能不全からくるものとか、高血圧のためであるとか、動脈硬化やホルモン欠乏のせいとか独断したり、また医師にそう指摘されたり、無責任な広告文などからそう思いこまされたりして、それらの病気を治療することによって神経質症もなおると考えることである。そしてムダな時間とお金を費やす人がたいへん多い。

目からくるものと思いこんで、十数種のめがねをかけたりはずしたりする人もあり、鼻からくると誤信して四、五回も鼻の手術を受ける人もある。また、数年にわたって胃腸薬を服用する者、ホルモンの注射を何回となく受ける者など、神経質症の人にはありがちなことである。

しかし、これらの治療の効果は、たとえあっても一時的暗示的効果にすぎないことは、それが病気の本態にふれたものでないから当然である。

催眠療法が、ある種の神経質症に有効であることは事実だが、純粋な神経質症がその適応症とは認められない。森田ははじめ神経質症を催眠術で治療することを試みたが成功しなかったので、いろいろ工夫して森田療法を作り出したのである。

ある治療家は「自分は健康になった。病気はなおった。元気に満ちている。こわいものはない」などと念ずることによる自己暗示の作用で患者をなおそうとする。しかし、事実を直視しないで、いたずらに臭いものにフタをしていて、しかも思想の矛盾に陥らなければ幸いというほかはない。

羞恥の情は自然に備わっている人情であるが、それを無視して「少しも恥ずかしいことはない」といかに念じたところで、恥ずかしいというのは事実であるから、恥ずかしくないという思想と一致するはずがない。かえって前に述べた強迫観念成立の原理から、症状を悪化させることになろう。

最後に、神経質症患者に対する説得のしかたについて一言。症状の本態を理解しない家人や医師は、彼らの訴える症状がバカげていると強調し、くよくよしないで気を大きくもてとか、もっと積極的になれと励ますが、いっこうに乗ってこないのでついには怒ってしまうことが多い。患者はいかにも小心、弱気、未練の標本のように見えるので、父兄や医師がそのような態度をとるのもやむをえない。しかし患者自身、気を大きくもって、自由に活動したいのはやまやまであって、人から言われてすぐ立ちなおれるくらいならば、複雑なからくりをもつ神経質症状とは言わないのである。むしろ、自然の人情に反して、気にすまい、くよくよすまい、びくびくすまいなどと気ばるからなお葛藤を深くする。したがって、他人の説得はただ古傷を突っつくようなものになってしまう。

説得はどこまでも神経質症の本態をわきまえたうえで、症状の成り立ちを説明し、その症状からの解放についても、具体的に話さなければならない。そして彼らの元来の素質がけっして劣っているものではなく、むしろ優秀なものであることを、例をもって示すことも必要である。

また、説得だけでなく、患者が自発的に活動したくなるような環境を作ることはもちろん、仕事のなかでの具体的な指導が大切である。

10 入院治療

神経質症は本人がその本態を知り、本書で述べた心構えで体験を積んでいけばなおるはずのものであり、またなおる人も多い。ただ症状の程度や環境のいかんによって、独力でなおすことの困難な人は、入院して適切な治療を受けることが望ましい。

自由のきく家庭内では、わがままが出やすいことは多くの人に共通することであるが、とくに症状をもった人は、従来のままの環境ではその症状の圧力に負けて、不健康な生活から脱することがむずかしい。入院治療はこのような人々に新しい転機をもたらす刺激を与える。

入院して同病者の多いことを知るのは、自分だけが特別な症状をもっているという差別観のとらわれをやわらげることになる。また、同病者がなおっていくのを見ることは本人の励みにもなり、共同の作業、遊びなどは彼らに不足している社会性の回復にも役立つ。

入院治療の方式

森田は入院治療をつぎのような方式で行なうことを創案した。

第一期　絶対臥褥《がじょく》期で五日ないし一週間〔詳細は後述〕。

第二期　起床、軽い作業あるいは外界の事物の観察など。日誌の記載などをさせる。外出、読書などを禁じ、雑談も少なくする。患者は第一期の退屈から解放されて一時快適な状態になるが、まもなく反動的にいろいろな不満を感じ、治療に疑問をもったりする者もある。期間は三日ないし一週間。

第三期　やや重い仕事、遊びなどもする。読書もおいおい許す。この期には患者は、不快な気分とは別に仕事は仕事としてやれることを体験し、仕事の喜びを知るようになって外向的傾向が増大する。仕事は庭造り、細工仕事、手芸、薪割り、掃除など。読書は歴史、地理、伝記、平易な科学書などを選ぶ。その他共同でする種々の遊戯など。期間は一週間以上。

第四期　生活訓練。一週間以上。必要に応じて外出もする。複雑な実生活に慣れるようにする。時には治療所から学校、職場に通うこともある。

各期間の長短は症状の軽重や活動性のいかんによって変化があるので、厳密な規定を必要としない。仕事のほか卓球、ベビーゴルフ、キャッチボール、あるいはコーラス、ダンスなどを集団的に催したりすることもある。
また私は週一回、患者たちを集めて彼らの質問に応じ、いろいろ説話を行なったりする。

臥褥の意義

神経質症の入院治療の場合、はじめ五〜七日間臥褥させる。この期間はなるべく刺激を避けて独居室に寝て、食事、洗面、排便以外は何もしないで過ごす。読書、面会、ラジオ、喫煙、書字、その他いっさいの気晴らしごとを禁じる。臥褥中の心得としてつぎのように指示する。

① 考えることは何を考えてもよい、むしろ考えるだけ考えるがよい。症状のことが気になるなら大いに気にするがよい。苦しければ苦しいだけ思いきり苦しむ。

② 臥褥中は退屈して、早く起きたくなったり、寝ているのがつらくバカバカしくなったり、この療法でなおることが疑わしく思われ、退院したくなったりすることが多い。どんな気分になってもそのままで寝るのが行と心得てつづける。

臥褥期間中の患者の心理的経過は、その気質、症状によって一様ではないが、定型的な場合はおよそつぎのような経過をとる。

患者ははじめ治療を受けるという安易感もあるが、しだいにいろいろの疑惑もわき、煩悶もかかえって増大するように感じたりする。しかしこれに抵抗せず、そのまま放置するときは、気分は自然の法則に従ってしだいに沈静し、無聊《ぶりょう》退屈感が起こり、起床して活動したいという渇望が高まるのが普通である。一患者の日誌から引用すると、つぎのような経過である。

第一日　取りとめのない、この治療にはまったく驚いた。しかしいくぶん安心した。
第二日　ずいぶんいろいろと悩み苦しんだ、これでなおるかという疑いも強くなる。
第三日
第四日　夜はほとんど眠れず、昼だけ半眠状態で過ごした。
第五日
第六日　考えることもなくなり、長い一日をじっと過ごしようもなく、どうでもなれと思った。一方この療法を疑った。ただ起こしてもらえるのを、今か今かと待つようになった。

私の治療したある患者は、臥褥五日目に「無聊のあまり便所に行くのも楽しみになった。こんなことは生まれてはじめてである」と記している。このときは症状による苦しみよりも、活動を抑制することから生じる退屈感による苦痛が大きくなる。

このようにして、患者は無為が自己の本性にもとり、活動が本性にかなうものであるという自覚も得られる。

つぎに、このような退屈感の高潮期に起床させるのであるが、それまで刺激飢餓の状態にあったので、外界が従来とは違って新鮮な魅力のあるものに感じられることが多い。ある患者の手記に、つぎのように書いてある。

まるで子どものようだ。見るものみな珍しい。そして無性に手を出して何かやりたい。富士が見える〔治療所が高台にあったころ〕、バスが見える、空は晴れている。こんなに世間が美しく見えたことは今までに一度もなかった。……

すべてがこのような経過をとるとは限らないが、多くの場合は臥褥を終えることが、現実生活に突入するための拍車になるのである。なお、意志薄弱性のもの、精神分裂症あるいは分裂性精神病質、またはうつ病の場合には、臥褥を守ることができない者があり、臥褥をつづけても何ら退屈感を覚えない者もあるので、ときには臥褥が鑑別診断に役立つこともある。神経質症患者の大部分は、規定どおりの臥褥を守るだけの意力をもつのが普通である。

日誌による指導について

森田療法では、患者が第一期の臥褥を終わってから毎日、日誌を書かせる。治療者は毎日あるいは隔日にそれを点検して、適当なアドバイスを記入する。

日誌を書かせることによって、患者の生活態度や関心事、症状の変化などがだいたいわかる。さらには患者にとって、口では言いにくいことも告白でき、反省の機会にもなる。また、多人数を治療する場合、各自に長時間、面接するわずらわしさを省くことにもなる。

初期の日誌には、自己の症状に関することがくどくど書かれているが、症状に関する指示は簡単にして、仕事に関する指導に重点を置くぐらいにする。

治療効果が上がるにつれて、当然、日誌の内容にも変化が現われる。はじめは自己の症状や苦悩に関する訴えが多いが、しだいに外界の事柄や作業に関する記述がふえてくるのが通例である。

入院中、症状が好転する時期は人によってまちまちである。入院数日以内に好転を自覚する者もあり、三、四十日を経てはじめてよくなりつつあると自覚する人もある。実際には入院してから内部的変化がしだいに行なわれているが、患者は悪いところばかりに気をとられて、これを自覚することができないことがある。

入院中、よくなおる人の態度を見ると、彼らが現在の境遇によく順応して生活していることがわかる。いろいろな疑問があるにしても、入院した以上とにかく医師の指示に従って院の規則、習慣に服していく。強情で独断が多く、自分の考えが正しいものと決めて、医師のことばを受け入れず、気の向くことだけをするというのではなおりにくいのである。

よくなおる人を見ると、しだいにいろいろな欲望が起こってきて、あれもやりたい、これもというように多忙の生活を送るようになる。入院中忙しくて時間が惜しいというぐらいになれば、もう大半なおっていると言ってもよい。よくなおる人は、治療によって少しでもよい変化があればそれを認めて喜ぶ。一方なおりにくい人は、よくなったところを見ないで、まだよくならない点だけを問題にしていつもこぼしている。

入院治療による患者の体験記録を参照されたい。多くは五十日内外、早い者は二、三十日、遅い者は六、七十日を要するものである。

神経質症に外見上似ているうつ病は本態を異にするので、薬物療法を主にして精神療法を加味することが望ましい。これには専門家の鑑別を必要とすることはいうまでもない。〔二百四十三ページ参照〕

11　治療成績その他

森田療法による神経質症治療の成績は、諸家によって発表されている。しかし全治や軽快の程度は、客観的に厳密には定めにくいので、だいたいの治癒率を平均してみれば、入院治療の場合、全治六十〜七十パーセント、軽快二十〜三十パーセント、未治十〜十五パーセントくらいになる。

ちなみに、高良興生院での入院治療成績は表①のとおりである。

入院日数は、全治軽快の場合は平均四十日であるが、未治の場合は著しく短いものが多いのは中途退院が多いからで、中途退院を除けば全治軽快の率はもっと上がるはずである。

軽快の者は、ある程度の自覚症状があっても、以前とは違って日常生活に著しい障害のない者で、このような者も退院後、数カ月で全治の状態に入る者も多い。

なお、治療前と治療後の状態を種々のテストによって比較して、その改善の状態を不完全ではあるが数字的に表わすこともできる。これらのテストのうち、向性指数、ロールシャッハ・テスト、種々の性格テストによる変化が慈恵会医科大学、高良興生院で行なわれているが、ここには患者の、入院時と退院時の向性指数を表示する。表②のとおりである。

向性指数の大きいものほど、外向性の程度が高いことを示す。大多数のものが退院時には入院時よりもこの指数が高くなっている。入院治療によって、一般に外向化されることがわかる。

さて、重要なことなので、神経質症のなおり方について、本書の序文に書いたことをここでくり返し述べてみよう。

神経質症のなおり方について、若干の誤解が見られることがある。たとえば、対人恐怖症がなおれば、対人関係において抵抗感や窮屈《きゅうくつ》な思いがまったくなくなるものと思っている人がいることである。これは、正常人として、ある程度の対人恐怖的心理はわれわれの生活のうえで必要なものであり、恐怖症がなおってもこれがまったくなくなるわけではない。われわれは、対人恐怖心理の欠けた状態を酒に酔った人に見ることができる。これはもちろん正常の状態ではない。当人は愉快であっても、少し程度が強ければ反社会的傾向と見なされる。ただ、一時的のものとして見すごされるだけで、その状態がいつもつづいていたら社会生活で落伍者となる。

躁うつ病の躁状態〔はしゃぎまわること〕も似たものである。彼らは対人的にこわいものがなくなり、礼節を守らず、無遠慮で言いたいことを放言してはばからない。当人には爽快であっても、社会的な適応性を欠くのである。

表①　高良興生院入院治療成績(昭和24年—27年　212名)

	普通神経質	不安神経症	強迫神経症
全　治	24 (66.7)	24 (68.6)	56 (39.7)
軽　快	10 (27.8)	11 (31.4)	75 (53.2)
未　治	2 (5.6)	0	10 (7.1)

表②　入退院時、向性指数の変化(安田)

	人員	入院時最高最低向性指数	入院時平均向性指数	入・退院時の向性指数差の平均	退院時最高最低向性指数	退院時平均向性指数
対人恐怖	52	20—124	70.4	29.2	36—162	97.9
対人恐怖以外の強迫神経症	14	56—128	83.7	35.4	86—162	119.1
普通神経症	13	60—110	79.4	24.9	76—136	104.3
不安神経症	11	38—110	79.7	37.1	98—150	116.3

対人恐怖症がなおるというのは、対人恐怖的とらわれがなくなるということであって、人間性としてあるべき対人的配慮や、ある程度の対人的緊張感などがまったくなくなることを意味するのではない。とらわれがなくなるということは、対人的苦痛に対する不断の予期恐怖が解消されて、日常生活における過度の緊張感がなくなること、対人恐怖的心理は正常人としてあるべき程度にもちながら、かならずしもそれを特別のこととして意識することなく、円滑に対人関係を保っていくことを意味する。

同じようなことは、他の症状についても言えることで、疾病恐怖症がなおっても、病気に対する警戒心がまったくなくなるということではない。これでは衛生も守れないことになる。不潔恐怖症がなおっても、不潔をいやがる心理がまったくなくなるわけではなく、ただそれが、日常生活のうえで障害になることがないということなのである。不完全恐怖症がなおっても、完全を欲する心が全然なくなるものでもない。なくなれば仕事も半端《はんぱ》なものになってしまう。

対人恐怖もその他の恐怖症も、それがなおれば、それがあることが日常生活に役に立つものであることが実証される。もともと生活上プラスであるものが、とらわれのためにマイナスの作用を及ぼしたものであるから、とらわれがなくなれば、本来のプラスの面が表面に出るわけである。

いろいろの症状のタイプ

いろいろの症状のタイプ

1 普通神経質

神経性不眠症

眠りは、高等な生物のすべてに見られるもので、食欲や性欲と同様にひとつの本能的な現われである。われわれに与えられる自然の休息であり、この間には活力の発散消耗はきわめて少なくなり、もっぱら蓄積のほうに向けられる。学問的にいうと、眠りの間には異化作用よりも同化作用がまさっている。成長期の幼児は、同化作用で体物質を増さなければならないから、睡眠時間も成人より長いわけである。成人は成長せず、ただ消耗を補うのに足りればいいので、子どものように長時間眠る必要はない。自然にまかせておけば、このようなことは適当に行なわれ、健康人はすべて必要にして十分な睡眠をとっているのである。しかし、世のなかには不眠を訴える人が多いのはなぜであろうか。

不眠を訴える人の大部分は、神経質症としての不眠を問題にしているもので、これを「神経性不眠」という。だから、ここでは種々の興奮性の精神障害やうつ病、あるいはその他の器質的疾患に伴う不眠にはふれないことにする。

不眠症の人は、不眠ほどつらいものはないと思う。ただ眠れさえすれば、それでもう十分幸福であるとさえ思う。夜になると、今夜もまた眠れないのかという不安と焦燥にかられる。このような人には、安息のときであるべき夜が恐ろしい敵のように思われてくる。

不眠症はどうして起こるのか。人間は、本能的なことは実際に必要な以上に要求したがる傾向がある。食欲・性欲がそうであるように、睡眠も必要以上にとりたがる。ことに睡眠は衛生上きわめて重要なものと心得ているので、睡眠不足ということに過敏になりがちである。

一面、人間は種々の不安や苦痛を眠りによって一時的にでも忘れようという逃避の心理から、眠りをむさぼりたがるのである。こんなところに、不眠恐怖症に陥る一般的な基盤がある。

さて、不眠症を招く動機はさまざまで一定しないが、心のからくりはすべて同様のものである。われわれは、何かの機会にふと眠りにくいことがある。何かの出来事で興奮したとか、心配ごとがあったり、お茶やコーヒーを飲みすぎたとき、また、昼寝をしすぎたとか、寝る場所が変わったとかで眠れないことは、誰でも経験することである。

普通はただ、眠れないこともあるのだと思いすててしまうので、それが一時のことですんでしまうが、ときには不眠の害ということを重大に考えすぎ、不眠のために心身が衰弱すると思いこみ、眠ろうとあせる。その興奮のためにますます眠りにくくなる。そうなると、つねに眠れたかどうかを問題にする不眠恐怖症になる。不眠の時間を実際以上に長く感じ、うつらうつらしている時間は眠ったとは思わない。時間の経過の意識は主観的であり、おもしろく過ごしている時間は短く感じ、寒い停留所で電車などを待つ時間は長く感じるものである。不眠症の人が、不眠の時間を長く感ずるのは当然のことである。これに反して、熟睡している時間は無意識のうちに過ぎて時間のうちに入らない。不眠恐怖の人は、実際、眠っていても眠ったように感じないのである。

なお、ここで注意しなければならないのは、不眠恐怖の人はできるだけたくさん眠らなければならないと欲ばるあまり、夜は早く、朝は遅くまで、一日の就床時間が十時間以上にも及ぶ者があるということである。だいたい成人は、四、五時間も熟睡すればよいのであって、あとは浅眠か、不眠の時間になるわけである。十時間も床についていれば、当然四、五時間は浅眠もしくは不眠の時間になるわけで、それが非常に長く感じられ、ほとんど一晩じゅう眠れなかったようにも思えてくるのである。

あるいは、こういう人は、眠れないという強い不安を伴う観念だけが覚めていて、眠れないと感ずるのであるといってもよい。なかには、時計の鳴る音を何度も聞いたことを不眠の証拠にする者があるが、浅眠のときは時計の音のたびにちょっと目覚めるのであり、これを全体として眠れなかったと思いこむのである。

不眠患者の治療については、種々の経験がある。私のなおしたある不眠患者は、他の症状の人と同室にいたのであるが、三時のお茶のとき、その同室の者が不眠患者に、「ゆうべ、きみが早くからイビキをかくので、ぼくのほうが寝つかれず困った」と言うと、不眠患者は驚いて「そんなはずはない。ぼくは夜あけにちょっと眠っただけだ」と反論したのであるが、証人がいるので、いやいやながら認めざるをえなかった。

また、ある不眠患者の例だが、入院当時寝つきが悪く、毎夜一時ごろまで眠れないと訴えていた。ある夜、十一時ごろ、私が部屋に入ってみると、当人はぐっすり眠っているので、枕もとの彼の本をそっと持っていった。あくる日、本人は、ゆうべも寝つきが悪く、一時すぎてから眠ったように思うと言う。

このような人たちが多いので、かつて私どもの教室の堀田繁樹君は、このことを実験的に証明した。

不眠症患者の夜間就床中、三十分ごとにその姓名を隣室から連呼して、患者が返事するまでに要する呼名回数の多少によって、睡眠の深浅を計るのである。一、二度の呼名によって返事をした場合は眠りが浅いか覚めていたのであり、五、六回以上呼んではじめて返事をした場合にはかなり深く眠っていたわけである。

このようにして、いわゆる不眠症患者の睡眠曲線を作ったところ、ほとんど大部分〔二十例中十八例〕が、正常人とたいして変わりない曲線を示した。しかも、この人たちに翌朝たずねてみると、やはり昨夜はよく眠れなかったという。

近ごろは脳波の測定によって、もっと科学的にその人の睡眠曲線を描くことができるようになった。私どもの教室の遠藤四郎君は、神経性不眠症患者の臥褥《がじょく》中、脳波、血圧、脈拍、眼球の動きなどによって、その睡眠持続時間や深浅度を計ったが、この場合も大多数、本人の訴える睡眠時間より客観的に測定した時間のほうがはるかに長いことが証明され、森田の理論が裏書きされた。

しかし、このことを説明しても、患者は容易に納得しない。梅毒恐怖の人が、いくたび血液検査をして無毒だと言われても安心しないのと似ている。

また、不眠とともに夢を多く見ることを苦にする人もいる。夢を見ることは眠りの浅い証拠のように思うのである。こんな人は夢に注意を向けているので、それを一つひとつ記憶している。だから、多く見ると思うのである。正常人は夢を見ても、それに頓着《とんじゃく》しないのですぐ忘れてしまう。われわれが、夜めざめて、いま夢を見ていたかどうかを調べてみるとたいてい夢を見ていたということがわかる。このことは、夢の研究をしようとして見た夢を記載しようと心がけると、よくわかる事実である。夢を気にする人が多く夢を見ると思うのは、これと同様のことにすぎない。

なお神経質な人は、前述のように欲ばって長時間就床しているので、浅眠の時間が長く、夢を多く見ることも当然となる。不安な心境にあればいやな夢を見るのも不思議ではない。

要するに、神経性不眠症も多夢恐怖も、ふつう生理的なことにすぎないものを、何か病的なこと、衛生上不利なことと考えて恐れるのにほかならない。そして、こういうことは衛生思想や、通俗医学知識が普及するにつれて、ますますひどくなる傾向がある。医学者も、患者の不安な心理をかえりみないで不眠の害を強調しすぎることがある。ある学者は、動物実験の結果から推論して、人は飢えよりも不眠によってより早く死ぬものであるなどと言い、神経質の人はいよいよ不眠恐怖にとりつかれる結果となる。

われわれは、真の不眠死というものを見たことはない。餓死はありうるが、不眠死は人間ではありえない。なぜなら、人は食うものがなければ餓死するよりほかないが、眠りに関しては、絶対に睡眠が必要な状態まで不眠がつづけば、いくらがんばっても眠らないわけにはいかないからである。

学者は動物に刺激を与え、その眠りを妨げて死に至らせるが、現実の人間世界にはそんなことはありえない。戦場にあって不眠不休の活動がつづくと、兵士は頭上を弾丸の飛びかうところでもわずかの小休止でただちに眠る。歩きながらでも眠ることができる。眠りが本当に必要になれば、不適当な環境のもとでも人間は眠るのである。

不眠症の人々は不眠の害を信じこんでいるので、日常生活のすべての不快な状態を不眠のせいにしてしまう。昨夜眠りが足りなかったと思うと、もう、今日は体の具合が悪いものと決めて、自己暗示的に症状を作り出してくる。頭が重い、体がだるい、フラフラする、疲れる、のぼせる、気がふさぐ……など、みな不眠のためだと思いこみ、やがて、不眠以外のいろんな神経質症状が生まれてくるのである。

さて、このような神経性不眠症に対しては、どう対処すべきであろうか。理解がよく、機縁の熟した人は、以上述べた本症の本態を知るだけでも、著しく不眠恐怖から解放される者があり、一回の診療で数年来の不眠が軽快することもある。神経症の場合には、その本態を知ることが、この場合に限らず、その治療上大いに役立つものである。

つぎに実行すべきことは、夜の就床時間を、七、八時間に制眼することである。長時間の就床がよくないことは前に述べたとおりであるが、時間を短くすることははじめはつらいこともあり、眠りが足りないと思うとどうしても朝早く起きたくない。しかし、それを押し切って実行することが大切である。

私の治療した一青年は、寝つきが悪いというので昼になってようやく床を離れ、二年半以来朝食をとったこともなかったという。入院し眠れても眠らなくても、夜は十時すぎに就床、朝は六時ごろ離床、そして昼間は体を動かして活動するという生活を強行させた。はじめは不平を言っていたが、ついに二十日くらいで頑固な不眠症もなおった。

就床中の心得としては、眠ろう眠ろうと努めるほど、不眠に対する不安がつのって眠りにくくなる。眠ろうと努めたのでは成功しないばかりか、逆効果でさえある。しかたがない、なりゆきにまかせるだけである。眠れれば眠るし、眠れなければしかたがない、横になっていることが休みになると思えばよい。しいて眠ろうとせず、眠りが与えられたら受けとるという態度になるよりほかしかたがない。要するに、眠りのことはなりゆきにまかせて、心が睡眠のことから離れると、自然の要求に従って眠りが訪れてくる。

西洋人のなかには、床について『聖書』を読むことで睡眠剤のかわりにする人があるという。何度も読む聖書は、強く感情を刺激しないが、信ずる人には心を引く力がある。読むうちに心がしずまるとともに、眠りのことからも心が離れる。心をしずめるには、ただ漫然《まんぜん》とあれこれ思う状態でいるより、ある程度興味のあることに心を集中するほうが効果的である。

私は、寝床の中で自然科学書を読むクセがある。興味はあるが、興奮するようなものではない。数ページ読むうちに自然に眠くなる。

つぎに大切なことは、起床してからは夜の眠りのいかんにかかわらず、また気分のいかんにかかわらず、なるべく体を動かして活動することである。そして、そうしても仕事にさしつかえないことが体験され、不眠が、案外恐るべきことでないこともわかり、適当な疲労も加わり睡眠感もしだいに生じてくる。

不眠症は入院治療によってことによくなおるもので、当人も驚くほどのことがある。ある婦人は、「わたしが寝ている間に先生が魔法でも使ったのではないかと思った」と言ったくらい、心境の変化によって誰でもなおるのは当然であり、不思議でも何でもない。ただ、この心境の変化は、眠ろうとする努力ではけっして実現しないものであることを強調しておく。

睡眠剤や精神安定剤の服用は、神経性不眠症の場合、根本的治療に役立つものではない。ことに睡眠剤の常用は有害なことが多いので、神経性不眠症の場合は避けるほうがよい。ただ、神経質症以外のうつ病、その他の精神障害に伴う不眠に対しては精神安定剤を用いることが必要で、このことは専門医の判断を必要とする。

うつ病は、一見、神経質症に似ているが、本態が異なるので治療法も違ってくる。これには薬物療法など、物質的療法も必要である。なお不眠症の人々は、極端に外来の刺激、ことに音響を恐れて時計まで止める者もあるが、このことは音響恐怖のところを参照されたい。また他の病気、ことに結核などで安静を守っている間に、不眠症にかかる者が多い。結核患者が神経質症状を伴いやすいことは、相当の活動力をもちながら安静を守らなければならないという、不自然な生活からくることが多いので、むしろ症状に応じて軽い作業、あるいは身体的運動を伴わない精神的な仕事をさせたほうが合理的である。

長期の慢性病患者に対しては、神経質治療の原理を加味することが、慢性病の治療にも大いに役立つのである。

頭重感、頭痛、めまい、耳鳴り、異常感覚、頭内もうろう、その他

頭がいつも重い、フタをかぶったようだとか、のりでピーンとはりつけたようだとか、頭の中に何か異物が入っているような感じがある。あるいは頭の鈍痛、頭がぼんやりしてものごとをピッタリ感ずることができない、グラグラとめまいがして倒れそうになる。いつも耳鳴りに悩まされる。自分が自分でないような感じがある。自分が外界と離れているような感じ、胸のつまっているような感じ、体の右と左が違った感じがする、……などさまざまな症状を訴える。

このような症状はすべて注意の固着、自己暗示、精神交互作用、あるいは気分の失調に伴う自律

神経の失調などで起こるもので、器質的障害による症状とは別種のものであり、脳波検査などによる精密検査で特別な異常の発見されないものである。

慢性的に頭が重いとか、鈍痛があるとかいう症状をもつ神経症はごくありふれたものであるが、やっかいなものである。世の中には、老年になるまで頭重とか頭痛などがどんなものか知らない人もあるが、いっぽう寒い空気に当たったり、どんよりした暑くるしい天気などで頭重感や軽い頭痛を起こしやすい人もいる。そのように素質の違いはあるけれども、何かの刺激で頭痛を起こしやすい人が、かならずしも神経症的な慢性的頭重頭痛に悩まされるとはかぎらない。ただ、神経質症の症状は素質的に抵抗の弱いところに固着しやすいという傾向がある。

私は高校生時代、慢性的な頭重感に苦しめられたことがある。肥厚性鼻炎のせいかと考え、鼻の治療をしたが効果なかった。帽子をかぶるとなお重いように感じて、手に持って歩いていた。つねに頭の感じに注意を向けて、少しの違和感をも拡大してそれにとらわれていた。頭が軽くなったらどしどし勉強しようと考えていたので、勉強もはかどらなかった。完全なコンディションでなければならぬという観念が、わずかの障害をも大きくして、つねに頭重感を作っていたのであった。私は現在でも、何かの刺激で頭重感や軽頭痛を覚えやすいたちであるが、慢性的な頭重感はない。ときにそれがあっても、とらわれていないから日常生活に何の妨げもない。

ヒステリー性の頭痛には激しいものがあり、また別に、発作的にくる偏頭痛もあるが、これらは薬物治療を必要とするものである。神経質症状としての頭痛は鈍いものが多く、そのかわり慢性的であり、薬物治療の必要のないものである。

めまいも神経質症状としてよくあるもので、器質的なものと違って放置しても悪化する危険はない。しかし患者は不安で、卒倒恐怖に悩まされるものもある。ある婦人は、産後まだ体力が弱っているとき、かがんで掃除していて立ち上がったとき激しいめまいが起こり、それがきっかけでめまい恐怖、卒倒恐怖になり、ある学生は柔道試合後の会で飲酒し、その後また囲碁をして立ったときのめまいから慢性的なめまいを訴えるようになった。ある機会に起こった脳貧血がきっかけになるものが多い。神経質者のめまいは内向化して、外界との調和を失うこと、不安による動揺のため眼球の遠近の調節がうまくいかないことから起こるものと考えられる。

耳鳴りは、神経系統の器質的病気にも現われるが、神経質症状としてのそれは、耳の器官そのものには何の病変もなく、誰でも注意すれば聞こえてくる生理的な音を聞いているにすぎない。電車が止まったときの耳鳴り、これは電車の騒音で興奮していた聴覚器官の神経が、騒音が急にやみ、その興奮だけが残って耳鳴りとして感ずるものである。この種の軽微な耳鳴りは、静かなところでよく注意すると誰でも聞くことができる。神経質の耳鳴りはこれにとらわれて、慢性的に悩みをもつものである。

頭のぼんやりしている感じも神経質の人に多い症状であるが、これも外界のことに注意が向かないで、頭の感じにとらわれていることから起こるのである。いったいわれわれの精神は、外界との接触交流によって明敏に働くもので、外界との接触がなくなるとぼんやりする。自分の状態の測定器のようになっている神経質症の人に、頭内もうろう感が起こりやすいのは当然である。

その他、外界がぴったりしない感じ、自分が自分でない感じ、現実感が湧かないという症状など、術語で離人症などと言っているが、これはうつ病でも、ある種の分裂病にも起こることがある。神経質症にもそれを主症状とするものがあり、とくにこれを離人神経症などと言っている。これは神経質症として特別なものであって、薬物療法を必要とするものもあるが、神経質治療によって治癒するものもある。前掲の体験記の第十二例はこれに相当するもので、七十日間の治療で全治したものである。

疲労亢進、能率減退

重い物を持つとき、手は疲労してついに持ちこたえることができないくらいになる。これは手の筋肉の真の疲労である。筋肉運動を行なえば、疲労はかならずあるものであるが、その回復は割合早いものであり、だから調子をゆるめて行なえば、疲労と回復が同時になされて長時間の作業もつづけられるわけである。

しかし、この真の疲労とは別に、われわれには倦怠《けんたい》感というものがある。一つの仕事をつづけていると誰でも倦怠感を覚えるが、これはかならずしも真の疲労と一致するものではない。興味のある仕事には倦怠感は現われにくいが、嫌いなことにはすぐあきる。好きな小説は夜遅くまで読みつづけて、実際は疲労していても疲労感はあまりない。しかし嫌いな数学を一時間もつづけるとウンザリするという調子である。

神経質の人は、この倦怠を疲労と思い、自分は特別に疲労しやすくなっている、神経が弱っているのではないか、体のどこかに病気があるのではないかなどと恐れる。こんな人々には、仕事なり勉強なりにとりかかる前に、すでに疲労の予期恐怖があり、自分の気分に不安な注意を向けているので、少しでも倦怠の気分があると、もう疲労したのだと即断し、ますます自分の弱小感にとらわれる。十七ページに述べてある青年は、この疲労感に悩まされて、四年間ほとんど仕事をしなかったが、三十六日間の入院で、疲労感のとらわれから完全に脱却《だっきゃく》している。これは疲労感はあるがままに、十分に活動できることを実際に体験して、自分の神経が衰弱しているのではないことを悟ったのである。

能率減退を訴えるものもまた、同様のことを問題にしている。われわれの活動にはかならず大小の波があり、リズムがある。調子の上下が交互にくるのである。一日のうちにもそれがあり、一時間のうちに、一分間のうちにも緊張と弛緩の波のあることが実験心理学的にも証明されている。静かに時計の音を聞いていると音が高くなったり低くなったりするのは、音そのものに高低があるのではなく、注意に緊張と弛緩のリズムがあるからである。クレペリン〔一八五六―一九二六　現代精神医学の基礎を築いたドイツの精神医学者〕の連続加算法というのをやると、計算能率に不断の波のあることがわかる。

われわれがいやな仕事にかかるときは、はじめどうしても気のりせず、仕事もはかどらないが、そのままつづけていくうちにいつしか熱中してわれを忘れるほどになるが、それもいつまでもつづかず、あきてやめたくなったりする。正常人はこうしたことを当然のことと心得て、むしろ何の問題にもせず、ただ気がのればのるままに、のらなければ我慢してやっているだけで、それで実際にはさしつかえないのである。ところが完全欲の強い人は、つねに能率が上がっているかどうかを問題にしているので、少しでもはかどらないとそれにこだわって、いっそう当面の仕事に身が入らない。そして以前は万事すらすらと運んでいたように思われ、現在は前と比べて、非常に悪くなっているように考えて悩む。

また、こういう人は、最も調子のよかったときを標準にして、それが正常の自分だと思うので、現在はいつもよくないと感ずる。

私の治療した一例〔二十六ページ〕はすぐれた学者であるが、数年来能率減退を訴え、つねに仕事の三昧境《さんまいきょう》に入りえないことを問題にしていた。三昧境というのは、自分自身がその現在の境涯になりきっている状態である。小児が夢中になってメンコをやっている。釣り好きが、一心にウキを見つめている――みな三昧境である。このとき、自分がどんな状態にあるかを意識しない、もとより、いま三昧境であるかどうかの区別もない。いま三昧境かなあなどと思うときは、すでにそうではないのだ。あたかも熟睡中、熟睡を自覚しないのと同様である。にもかかわらず、さきほどの学者は、三昧境でなければ能率は上がらないものと心得、仕事をするにあたっていま三昧境かどうかの問題につきまとわれ、注意はそのほうに流れて仕事は当然おろそかになっていった。

自然に発動する心にのっていけば、雲を見ては雲になり、花を見れば花になる。三昧境はいたるところにあり、あらゆる瞬間に三昧境は実現する。「心頭を滅却すれば火もまた涼し」というのは、つまりその境涯になりきって、暑ければ暑いままに、寒ければ寒いままに、苦しければ苦しいままに、自己本来の生の欲望になりきっているときに実現されるものであろう。

胃腸神経症

胃腸が精神的影響で、その運動や消化液分泌の量に変化をきたすことは、昔から経験的にも実験的にもよく知られている。古くはキャノンの、肉を目前に置かれたイヌの胃液がどしどし分泌され、これにネコをけしかけて怒らせるとその分泌が止まるという実験がある。

このごろは食品アレルギーといって、一定の食品を食べると吐き気、嘔吐、ガス、下痢などの症状を起こすものがあり、その多くがかならずしも真のアレルギーでなく、「これを食べるとまた症状が出るにちがいない」という自己暗示が関係することが、実験的に証明されている。また、それを食べると吐くという一定の食品を加工して、それとわからないようにして与えると吐かないものが多く、その食品であるといってそうでないものを与えると吐くということも証明されている。レントゲン写真を見ても、このような暗示によって胃が異常な運動を示すことがわかる。

さて、胃腸神経症というものがある。慢性的な病気で、服薬をつづけても容易になおらない。症状としては、食べたものが長く胃にもたれて不快である、おなかが張る、食べると吐き気を催す、腹痛がある、腹鳴りがある、便秘しやすい、下痢しやすい、ガスが出やすい、やせる……など、人によってさまざまである。

この人たちは食物に対して過敏になり、消化不良と思われるものを恐れ、しだいに小食となり、なかにはかゆ食をつづけるものもある。

彼らの多くはやせて、無力性体質の様相を示し、運動もあまりしないので、筋肉も消化器もいわゆる廃用性《はいようせい》萎縮《いしゅく》という状態になりやすい。

こういう人々の胃をレントゲン写真で見ると、胃の下垂したものもあり、そうでないものもある。下垂したものがかならずしも前記のような症状をもつものではないし、また症状をもつ者で、胃の下垂があっても神経質治療でりっぱに症状をなおすこともできる。

胃アトニーと言われるもののなかには、この胃腸神経症に属するものが多いので、これらに対しては服薬よりも神経質治療を施すことが先決である。興生院で治療したある患者〔六十五ページの例〕は、長年月の下痢、便秘、腹部の不快感などのために極端に食物を制限し、体重三十八・五キロになり骨と皮のようにやせていた者が、服薬もせず三カ月たたぬうちに五十六キロを突破した。

この種の患者に対しては、症状があっても食事は普通食にし、しだいに量をふやすとともに、力仕事も運動もどしどしやらせることが大切である、病人らしい生活をしていると、いつまでもなおらない。このことは胃腸神経症にかぎらず、ほかの神経質症状の治療においてもまた重要な鉄則である。

劣等感

内向性に傾く人は、自分の心身の状態をこまかく点検して、その長所よりも弱点、欠点と思われることに強く関心をもち、結果として慢性的な劣等感に悩まされることになる。とくに、対人恐怖症の人は例外なしに劣等感をもっている。何ごとにつけても自分が人より劣っているように思う。人のように気がきかない、間が抜けている、実行力がない、社交性がない、あるいは自分の姿態、顔などがよくないとか、自分の親や境遇が悪いと決めている者もある。

とくに注目しなければならないことは、神経質症の人は、そう特別重大でもなく、しかも部分的な多少の欠点と思われるものを主観的に誇大視して、そのため自分全体が劣等であると思いこむ者が多いことである。

たとえばある者は、自分は眉毛が醜《みにく》いから人なかに出られないと決めている、またある者は、手のひらに汗をかくので握手もできないからダメな人間なのだとか、自分は赤面しやすいから、頭が重いから、数学が苦手だから、運動神経が鈍いから……などのことで、自分全体をつまらない人間だと決めてしまう。こういう考え方、受けとり方が神経質症的な劣等感である。正常人は、多少の部分的な欠点は、そのハンデのもとで努力すべきことで、それほど重大と思わないものである。

ところで、神経質症的な劣等感に悩む人々をわれわれがあずかって種々の仕事をさせると、実際はけっして正常人より劣っているのではなく、真の劣等ではないことがわかる。彼らは完全欲が強いので、少しの弱点をも重大視しやすくなっているのである。

本来劣等な者が、かならずしもそれを気にするものではない。自分の劣等を嘆くのは完全欲が強いことの現われである。生の欲望の強い者が死の恐怖を抱きやすいのと同様である。

劣等感に悩む人は、たとえば鋸《のこぎり》引きをしても人よりヘタであるという。しかしこの場合、前から何度もそれをやっている人とはじめての自分を比較し、自分のまずいことが練習していないことに原因することには思いいたらない。また、他人の苦悩は自分にはわからないもので、人は楽々と勉強もし仕事もしているが、自分は非常に苦しい、頭も悪いからだと思う。劣等感のとらわれは、自分が努力してやればやれることを体験しなければなおらない。苦しいから、劣っているから、能力がないからとして手を出さなければ、いつまでも自信は生まれない。

ある程度の劣等感は、向上心の強い者にはかならずあるものである。自分の要求を高いところに置くので、それと自分の現在の実力との距離がありすぎると劣等感がひどくなる。もっと実際的になって、自分の要求水準を実力の少し上のところに置いて、そこに向かって努力することが望ましい。

劣等感が無益有害であるとはかぎらない。人間は、劣等感に刺激されて努力すれば、これが拍車の役割りを務めることにもなる。

古代ギリシャのデモステネスは、ドモリを克服して雄弁家になったと伝えられ、野口英世博士は赤貧の家に生まれ、幼時のヤケドで手が不自由になっていたが、それがかえって奮闘の刺激となった。

前にも述べたように、部分的な多少の弱点を重大視して、自分全体をダメな人間だと見なすことが神経質症状的な心のカラクリである。盲目で大学者になり、音楽の名手になった人もある。中学時代数学ができないで落第した人が、一流の彫刻家になった。学校の成績そのものも、人の真の能力を示すものではない。

私の関係している医科大学の卒業生で大病院を経営している者は、学校成績のよくなかった者が多いくらいである。学者には不適当でも、経営者として、あるいは開業医として十分に能力をもっているわけだ。

部分的な欠点を重大視して、自分全体がダメな人間であるという考えが神経質な考え方であることを、自覚することが大切である。

性に関する症状

泌尿器科を訪れる者のなかには、性に関する神経質症状をもつ者が多い。病気恐怖のところで述べる性病恐怖のことは、ここでは省くことにする〔二百十六ページ参照〕。そのほかの性に関する症状を、実例をもって表示するとつぎのようである。主症状のほかに、それに伴ういろいろの神経質症状のあることに注目しなければならない。

青少年に多く見られるのは自瀆《じとく》恐怖である。ある程度、この恐怖をもたない独身青年はまれであると言っていい。それがあるから過度にわたることも避けられるわけであるが、その恐怖にとらわ

性に対する主訴一覧表

	年齢	主　訴	随伴症状
1	32	陰萎	心悸亢進・不眠
2	29	陰萎・局所異常感	疲労亢進
3	27	性器短小感・早漏	取越苦労・小心
4	27	早漏・夢精	赤面恐怖・顔がゆがむ・発汗
5	20	性器短小感・夢精	心悸亢進・耳鳴・倦怠 頭内もうろう
6	17	夢精・遺精	癲病恐怖・ヒヤ汗・被害念慮
7	28	性器短小・陰萎	雑念恐怖・対人恐怖・不安
8	30	自瀆恐怖 性器注意固着	赤面恐怖・疲労感
9	34	性器短小感	頭内もうろう・対人恐怖・疲労亢進
10	34	性器短小感	小心・取越苦労
11	20	性器短小感	
12	22	局所不快感 性器注意固着	性病恐怖・作業不能
13	21	性器短小感	疲労亢進・心悸亢進・多夢 注意散乱
14	19	遺精・夢精・自瀆恐怖	対人恐怖・被害念慮
15	26	陰萎・自瀆恐怖	結核恐怖・頭重・胸内苦悶
16	26	自瀆恐怖・早漏	作業不全
17	19	自瀆恐怖	作業不全
18	29	夢精	対人恐怖

れてみずから神経質症状を作り出す者がある。

いったい自瀆行為は、統計的に見ても独身青年には普通のことであって、病的なことではない。ところが、自瀆の害を強調する通俗医学記事があり、それに精神障害の原因になるという誤った見解が行なわれて、それが青少年を煩悶させる。彼らの性的要求は強いので、いっぽうではその害悪〔事実ではない〕を痛感しながら、その行為をどうしてもやめることができないという葛藤に苦しむ。そして、実際には自瀆に関係ない種々の心身の弱点と思われることを自瀆のせいにする。遺精や夢精についてもだいたい同様である。

世には精液の一滴は血液の数十グラムに相当するなどと愚にもつかぬ説があったりして、青年をおびやかす。また、勃起《ぼっき》時に前立腺の分泌があるのを、貴重な精液の漏出《ろうしゅつ》であると誤想して悩む者もある。

私を訪れた二十五歳の学生の例である。彼は会社に勤めるアルバイト学生であったが、四年前から遺精恐怖に悩み、勉学も仕事も十分にできなかったという。これもときどきの夢精と、勃起の後、亀頭に多少の粘液をみとめることから、それが貴重な精液の一滴を失うことで、精力の消耗であると思いこんでいたのである。患者は日夜これを恐れ、ついにわずかの刺激、たとえば工場のサイレンの音、電車の轟音《ごうおん》、自動車のクラクションなどを聞くとビクッとして、そのとたんに精液がもれるのではないかと恐れ、仕事が手につかないこともあったという。

この人は、私の著書を読み非常に悟るところがあったと言い、一回の診療によって世の中がまるで一変したようだと言っていた。もちろん、すべてがこのように早くなおるものではないが、患者が病気の本態を知り、正常な心構えができあがれば、かならずなおるはずのものである。

また睾丸陰茎などを圧《お》して感ずる生理的感覚を病気のしるしとして恐れる者、あるいは性器から悪臭を発して人に嫌われると思いこむ者がある。

数多くみられるのは、性器が発育不全であると思いこむ性器短小恐怖症である。

こんな人は、性器は男性の象徴であり、性器の雄大なものは最も男性的で、短小なものは人格もまた劣弱であると思っている。そして自分の性器がはなはだしく短小であると信じこみ、そればかりを気にして、他人に見られることを恐れ、海水浴にも銭湯にも行けない。結婚しても軽蔑《けいべつ》されるだろうと悲観している。会社の同僚と一緒に温泉に行くことを非常に恐れる者がある。一緒に入浴して性器を見られることがこわいのである。

ところが、われわれがこういう人々の性器を見ると、いずれも生理的範囲内にあって、異常に短小なものは一例もなく、男性の役目を果たすには何の支障もないものばかりである。それは、人間の耳や鼻に多少の大小があって、それはそれで何のさしつかえもないのと同じである。しかし、こう説得しても納得しないところが強迫観念の特徴である。

これらの人は性ホルモンの注射でこれをなおそうとしてホルモン療法を受けるが、ホルモン不足に原因するものではないから何の効果もない。強迫観念に対する神経質療法を受けなければならないのである。

性的不能〔インポテンツ〕の悩みは深刻である。

不能の原因は医学的には単一ではない。脳や脊髄の器質的疾患、内分泌障害、薬物やアルコールの慢性中毒、糖尿病、うつ病などにもあり、また、生来その欲望のないものもあるが、これらは単独のときにもダメである。しかし、われわれのところにくる大多数の不能患者は、一人のときは十分にその機能を発揮するが、性交にさいして不能になるので、当人にとってはすこぶる心外である。これらはすべて精神的からくりから起こる神経質症としての不能にすぎないのである。

そのからくりの真相はどんなものであろうか。神経質の人がはじめて異性に接するとき、不安にかられてビクビクしているから、当然大脳からの抑制を受けて局部の充血が起こらず勃起しない。すると、非常に不面目でいよいよあせるから、いよいよ萎縮してしまう。つぎの機会においては、今度もダメかなという予期恐怖がわざわいしてまたいけない。ついに、そのたびごとに条件反射的にダメになる。

また、平生さしつかえなかった人が、不安定な心境にあったため、あるいは深く酒に酔っていたためにたまたま不能を経験すると、その後、予期恐怖を起こして慢性的不能に陥ることがある。

ある青年は「結婚して四カ月間、そのまぎわに萎《な》えて不能であった。もし全快する見こみが立たなかったら、不能者である証明書をもらって、それで妻の身の潔白を証明し、新聞にも自分が不能ゆえ妻は清い体であることを広告し、身をひいて静かに余生を終わることを考えました」と書いている。

彼は薬剤師であったから、みずから数百本のホルモン剤を注射したが効果はなかった。しかし彼は、五カ月目に神経質治療によってなおされた。彼は、不能が精神的不安から起こるということをよく理解し、また妻にもよく納得させ、たがいに協力してなごやかに落ちついて自然の発動を待って成功した。一度成功すれば自信が生まれ、あとはたいていうまくいく。若い者が異性と同床していれば、何のはからいもなくとも自然に本能に目覚めて、うまくいくものなのである。「あるがまま……」これが神経質的とらわれを脱する道である。

オルガスムスに達する時期は、若いときは一般に男性側が早すぎる傾向がある。それを苦にする男性は多く、一般に性的神経衰弱といわれるが、実際は精神的からくりによるものが多い。こういう人は、早期終了を恐れ、あせって注意を性器の先端に集中する。ある部分に注意を集中すると、そこの感覚がいよいよ鋭くなるという一般的法則に従って、性器はますます過敏となり、ついに意に反して早く終わってしまう。余裕がないのである。注意を他のことに転換すれば時をかせぐことができる。もっともこういうことは、年を重ねるに従って、いろいろ工夫して調節されることになるものであるが……。

なお、性に関するもので、自分の自慰行為が他に知られていると信じて悩むものがある。こういう人は、他の人の言動を曲解して、自分の自慰をあてこすったり皮肉を言ったりしているという、関係念慮《かんけいねんりょ》を抱くことが多い。

ふるえ恐怖、書痙、職業性痙攣

神経系統の器質的病変のために、からだのある部分にふるえがきたり、小さい痙攣《けいれん》を起こすことがある。しかし、器質的でなく精神的からくりから起こるもののほうがはるかに多い。

この精神的条件から起こるふるえは、ある特定の場合にあるのが特徴で、ここが器質的な病気と異なるところである。たとえば習字のとき手がふるえる書痙《しょけい》では、ほかのこまかい手仕事には異常はないし、人前に出て、体がふるえる者も、一人のときは何ともないというようなものである。これに反して、脳炎の後遺症としてしばしば見られるふるえは、特定の場合に限るものではなく、普通のあらゆる動作に伴って起こる。

ふるえはその人の職業に関係していることが多く、文字を書く職業の人が書痙をわずらい、音楽の教師がバイオリンを弾くとき手がふるえるとか、商人がソロバンをはじくときふるえるとかいう具合である。これらを職業性痙攣といっている。

職業に関係して起こるのは、そのふるえのために自分の職業を十分にやっていけないと重大に考えすぎ、緊張することが原因になっている。ただ趣味でやっているような場合には、たまたまふるえを経験しても、別にそれを重大視しないからとらわれることもないためである。

興生院でなおした一例は、地方の郵便局長をしていた人で、元旦に部下を集め訓辞をするとき緊張して体がふるえたことが動機になっている。それを醜態《しゅうたい》だと感じ、それ以来人前に出ると、ふるえに対する恐怖と、ふるえまいとむりに緊張することのために、よけいにひどくふるえがくるようになった。

はじめての診察のとき彼は、椅子に腰をかけ両手を机にかけて、ふるえを止めていたほどであった。

また、ある会社員は、部長の面前で字を書くとき手がふるえるのに気づいて書痙になった。ある中年の紳士は、友人と酒席にいて芸妓《げいぎ》に酒をつがれたとき手がふるえ、それを友人にひやかされたのが深刻にこたえて、それいらい宴席で人前で盃を手にすると手がふるえ、酒がこぼれるようになってしまった。日本式の宴会に出るのが非常に苦痛となり、出るときはその前に飲酒するとか、宴席でいち早く手酌《てじゃく》で酒を飲んだ。ある程度酔いがまわれば楽になるのである。

本症に対する心構えとしては、第一に本症成立のからくりを知ること、ただ局部症状をなおすことに専念せず、症状のハンデのもとで、生活全体の向上発展を図ることがよろしい。症状そのものに対しては、ふるえや失調は今はあるものとして、そのままに抵抗することなく、むしろ進んで症状を起こしながらやるべきことをやるぐらいになると、かえって葛藤がなく、緊張もゆるむものである。ふるえまい、症状を起こすまいと力むほど症状が強くなるから、しかたがない、ただふるえるままに、当面の目的を果たすことに集中していくだけである。

書痙についていうならば、むしろふるえながら当面の目的にのっていく。当面の目的というのは、はっきりわかる字を書くこと。それが第一で、ふるえないために字を書くのではないのだ。ふるえるままに、達筆で書こうなどとせず、正しくきちんと書くようにする。ペンの持ち方や紙の置き方、書く姿勢などいろいろ変えたりすることはいっさい不要である。そして、これは一つの欠点であるとしても、それが自分の全人格に影響するようなものではないから、あくまでも局部的な小さな欠点なのだということを自覚することである。

書痙のために、極度に悲観して自分が社会人として価値のない人間であると考えることが、すなわち神経症的な態度なのである。私の知人で、ひどい書痙でほとんど判読に苦しむような字を書いていたのが、大きな生命保険会社の社長になって、りっぱに手腕を発揮した者がある。その人は、自分の書痙で書いた変わった書体の文字を額にして、社長室に飾っていた。自分の書字を人に見られまいとして、ビクビクする者とはたいへんな違いである。

2 強迫観念(恐怖症)

対人恐怖症――赤面恐怖、正視恐怖、自己表現恐怖、多衆恐怖、関係念慮等

神経質症のうち、日本人に最も多く見られるのは、対人恐怖症である。日本人にとくに対人恐怖症が多いことは、日本人は昔から人間関係が非常に重視されていて、人倫関係から疎外《そがい》されることを恐れる心情をもちやすいことに原因がある。敬語の発達が世界にも類を見ないことや、英語ではIとYOUの二つの人称代名詞で用が足りるのに反して、日本では古来のものを集めると十数種にも達することからも、わが国では幼時から外国人以上に対人関係に気をつかわなければならないことがわかる。

さて、対人恐怖症にもいろいろある。人前で圧迫感を覚えてぎごちなく、話題が出てこないという者、かたわらにいる人が気になって、当面の目的に向かって注意を集中することができない者(た

とえば授業中となりの学生のほうに視線が向くようになって、講義をよく聞くことができない〕、多人数の前に出るのを恐れる者、いつも他人から見られていることを意識して動作がなめらかに進まない者、自分の表情が変だから〔たとえば目つきが鋭くなるとか、唇がこわばるとか〕人に不快な感じを与えると思いこむ者、自分の顔が醜《みにく》い、鼻の形が悪いとか、眉毛がよくないと思いこんで人前に出るのを恐れる者、相手と視線を合わせることができないので人と面接できず、人なかで自分だけが孤立して苦しむ者など、人によってさまざまである。

また、対人恐怖症の人は、向こうで人が話をしているのを見て、自分の悪口を言っているのではないかと疑ったり、人が笑っていると自分をあざけっているのではないかと思い、人が咳《せき》ばらいをしても自分にあてこすっているように感じたりする。このように、すべてを自分に関係づけて、自己中心的に解釈する。これを「関係念慮」というのである。ものごとをあるがままに見ないで、自分の気分で彩色して見るわけである。

神経質の対人恐怖は、元来、人と親しみたい、人に敬愛されたいという強い欲望をもっているが、その反面に人から嫌われはしないか、軽蔑されるのではないか、無視されるのではないかという恐れ、警戒心が強いのである。このことは病的なものではなく、正常人が誰でももっている普通の心理にすぎない。ことに、自分がよく思われたいと思う人の前に出るとか、多人数の前に出るとき、その心理はいっそう強く現われる。平社員が重役の前に出るとき、青年が美しい女性の前に出るときなどがそうである。それが自然なのであるから、自然にまかせて、恥ずかしいままに、恐ろしいままに、いやなままに、要するに必然的に起こる対人恐怖そのままで、しかも逃げないで人に接し、当面の目的を果たしていくことで、不自然な葛藤を起こさないですむのである。神経質の人はその苦痛をいやがり、このような対人恐怖を感じないで、平気で人に接したいと念願するので、不可能を可能にしようとする、かなわぬ戦いに陥るのである。そして、それが強迫観念にほかならないのである。

人間の自然な心理から逃げようとしても、またそれを否定しても成功しないばかりでなく、そうするほどその対人恐怖を強く意識するようになることは、「神経質病状の発生と固着のからくり」のところで述べたとおりである。

正視恐怖の場合を考えてみると、いかに神経質的とらわれから人情の自然に逆らっているかがわかる。彼らは、人と視線が合ったとき、誰もがパッと目をそらすのが自然で普通のことなのだということにさえ思いいたらない。われわれは、人と対面しているとき視線を一点に固着させてはいないものである。相手の全体、また顔を漠然《ばくぜん》と見ていることもあり、あるいは胸のあたりなど、視線は方々にさまようのが普通である。そして、相手が自分の目を見ていないときはその目を見ることもあるが、おたがいの視線が合うとバツが悪くなって、瞬間に目をそらす。もし相手の目をじっと見ているとすれば、それは憤怒《ふんぬ》の場合や、異常な精神状態のときである。酔漢《すいかん》の目がすわるのや、狂人が相手を見つめるのは気味が悪い。彼らにはバツが悪いという、微妙な自然の人情がないのである。正常人は誰でも視線を合わせているときのバツの悪さを感じる。神経質症の人は、目をそらすのは自分が弱いから、意気地《いくじ》がないからだと思って我慢してしいて見ようとするから、そのバツの悪さをイヤというほど味わい、結果として正視恐怖という症状に発展させるのである。

　赤面恐怖症は、対人恐怖のなかでも多いものであるが、これは誰でも赤面の経験はあるし、また赤面をひやかされたりすることから、これを苦にすることになりやすいからである。普通の人はある機会に赤面することがあっても、それを重大なこととは思わないでありがちなこととして、そのまま当面の話題などに気をとられているうちに過ぎ去ってしまう。ところが神経質の場合には、これを非常にめめしいこと、恥ずかしいことと考えて極力赤面しないようにと思う。そのため、赤面をいっそう意識し、恥ずかしく思い、さらに赤面も強くなるという悪循環となる。単純に赤面するのと、赤面を排除しようとする二重のからくりの違いで、その場かぎりのことですんでしまうか、ひどい固着の症状にしてしまうかの違いが出てくる。そのほかの対人恐怖についても、だいたい同様のことである。

　対人恐怖の人は、他人と自分が対立関係にあると心得ている。だからいつも相手と自分を比較して、人にひけめを感じてはいけない、負けてはいけない、あるいは、平気で人に接すべきであると念じ、自然に起こる心の動きを否定しようとして、そのために葛藤に陥る。大切なことは、必然的心理をすなおに認めて、それに逆らわないことである。人と対面するとき、あがればあがるままに、ビクビクのまま、ハラハラのまま、そのままで人に接し、当面の目的である用件や話題にのっていくことである。そうすればいつのまにか、対人恐怖的な気持ちは意識しなくなっているのだ。彼らは、平気になろう、人に負けまいと気負うので、傲慢《ごうまん》に見えたりする。人が先に礼をしなければ、自分も頭を下げないという調子になりやすい。親しみを感じないのに笑顔で接するなど、おべっかができるかと自分本位のせまい料簡《りょうけん》で、ますます世の中をせまくしている。対立的にならないで、話し上手になるよりむしろ聞き上手になるよう心がけ、相手の言うことがよければ感心もし、相手の関心のあることを聞き出すというふうにすれば、好感をもたれ、自分も得るところが多いわけである。

なお、注意しなければならないことは、対人恐怖的心理は、ある程度誰にもあるのがあたりまえで、ないのが例外的であるということである。だから対人恐怖症がなおったといっても、それが全然なくなるのではなく、ただそのとらわれがなくなるので、対人関係で、対人恐怖的気持ちはときどきあっても、いつも対人恐怖を意識することもなく、円滑につきあっていけるようになるのである。

前述したように――「神経質症の主観的虚構性」のところで述べたように対人恐怖症においては、患者が訴えるようなことは、客観的に見れば非常に誇張されている。赤面恐怖の人が、当人が思いこんでいるほどひどく赤面するわけでもなく、顔が醜いと思っている人のそれが、かならずしも醜いわけでもないし、人に不快を感じさせると思いこんでいる彼らの表情が、客観的には特別にそんなこともないものである。しかし当人は、いかにこれを説明しても納得しないのが普通で、この点まことに強情《ごうじょう》である。なおれば真相がわかるのであるが、迷っているとそれがわからない。古人の言葉に「迷いのなかの是非は是非ともに非なり」というのもある。

病気恐怖

病にかかることを恐れる。あるいは現在もっている多少の不快症状を、重大な病気のまえぶれではないかと不安に思うことは、程度の差こそあれ、万人共通のことである。自己保存欲のある者は、その反面、自分の生命がおびやかされることに不安を感ずるのであるが、衛生思想が普及するにつれて、その一面の弊害《へいがい》として病気恐怖症患者も増加した。

ヒルティ〔一八三三―一九〇九　スイスの法学者・哲学者。『眠れぬ夜のために』で有名〕は「多くの人にあっては、健康保持の関心が、まさにあらゆる他の関心を凌駕《りょうが》するほどである。世界歴史において、幾千の虚弱病弱の人が、それにもかかわらず、否、かえってそのために最大の事業をなし、よく苦難に耐えたことを彼らはまったく忘れているように見える」と言っているが、現代のある人々には、まことに適切な忠言である。

世には、衛生思想の漫画を思わせるような恐怖症患者が多く、正常人から見るとむしろ滑稽《こっけい》に見えるほどであるが、当人の身になると、身をけずるような思いで、莫大な金と時を費やして、悩みつづけているのである。

恐怖の対象となるものは、心臓病、高血圧、癌《がん》、性病、癩病《らいびょう》〔ハンセン病〕、結核、精神病、胃腸病などが主で、そのほかただ漠然と病弱を苦にする者、あるいはちょっとした感覚の異常などを、重大な病気の前兆のように考えて悩む者がある。

従来、肺結核の罹患者《りかん》は数も多く、死亡率も高かったので、本症に対する恐怖症は最も多かったが、近来治療法が発達して、治癒率が非常に高くなり、この神経症も少なくはなったが、まだしばしば見ることができる。前にも不眠のところで述べたように、多くの結核患者が相当の活動力をもっているのに、治療上長期の安静を課せられることから、不自然な内向性を助長させ、結核恐怖だけでなく、他の種々の症状を併発させることになりやすい。私は、このような人々には、症状に応じて軽い作業をさせ、やや重い者には、短歌、俳句、英単語の暗記、日誌つけ、軽い細工ごとなどを勧めている。活動は人の本性であるから、これを長期にわたって強く抑圧することは、心身のバランスを崩し、結核そのものの軽快を妨げることにもなる。私の治療した二十四歳の婦人は、肺尖《はいせん》が少し悪く、最高三十七度四分の熱があり、医師に絶対安静を命ぜられ、新聞やラジオさえ禁じられたが、しだいに神経質になっていった。ある夜、主人の不在中不安におそわれ、突然に心悸亢進を起こし、胸部に痛みを覚えて、今にも死ぬのではないかと恐れた。患者はその後、このような発作におそわれることを恐れ、心の落ちつくひまもなく、つねに付き添いを必要とし、夜も不眠に苦しみ、一般状態も悪化した。これは不自然な生活の基盤に起こった不安神経症である。私は、興生院入院にさいし、症状の本態を話し、苦痛不安は起こるにまかせて、人に訴えることはやめるよう、また、日誌を書き、患者の好む短歌を作ること、紙細工、刺繡などを勧めた。付き添いもしだいに夜だけとし、庭内の散歩、ウサギなどの世話、植物の名称をおぼえること、ほかの患者との共同生活など、順を追って人間らしい生活を営むよう導いた。体重は四十日間に四・八キロふえ、神経症と

同時に結核も全治に近い状態になったのである。〔この例は、結核の特効薬がまだ発見されないころのものである。〕

結核恐怖は、知人、近親者などが結核で亡くなるとか、ときどき微熱のあることや、ある機会に胸部の痛みを覚えたとか、咳や寝汗、体がだるいなどのことから起こることがある。レントゲン写真を何枚もとって、異常がないと言われても承知しない者がある。

癩病恐怖もしだいに少なくはなったが、まだあとを絶たない。これらの人々はちょっと皮膚に発疹でもあるとか、異常感覚があったりすると、癩病ではないかとむやみに恐れる。電車のなかで他人の皮膚病や眉毛のうすい人を見たりすると不安になって下車し、帰ってからアルコールなどで手足や着物をふいたりする。私のなおした患者は、毎日一ポンドのアルコールを費やしていた。後ろから人がくる気配《けはい》がすると、癩病患者ではないかと確かめないと気がすまなかった。ある患者は癩病を連想させるというので、ラの字のついた品物を使うことも恐れていた。

性病に関する恐怖症も多いもので、これはあちこちの泌尿器科の医師を訪れ、種々の検査をしてもらって神経症と言われ、神経科を訪れる。梅毒恐怖症患者は、一度弱陽性とでも出ると、いつまでもそれがひっかかって安心できない。私のところにきたある患者は、血液検査の証明書八通を見せたが、そのうちの一枚だけが弱陽性でほかは全部陰性であるのに、「こんな不安がつづくなら、いっそ梅毒であるとはっきり決められたほうがいい。そうすればなおるまで思う存分治療すればいいのだ」と言う。同様に、淋疾に恐怖を抱き、局部のわずかな異常感覚や、生理的な前立腺の分泌物などを病的なものとして恐怖する。

精神病恐怖というのもある。これはこの症状がはじめから主になっているものと、不安神経症などで不安煩悶のため心が乱れて、このまま気が狂って、今にもとっぴな言動に出たりするのではないか、あるいはもう、精神病の初期ではあるまいかと恐れる者がある。そうなると不安な注意を自分の精神状態に向けるので、いろいろ異常なところがあるように思われたり、また精神医学書などに書いてある症状が自分に当てはまるように感じたり、また内向的になって外界との交流が少なくなるため、自分が人と異なった世界にいるように思われたりする。

狭義の精神病とこのような神経質症としての精神病恐怖症とは、まったく別のものである。だから神経質症が高じて精神病になることはないので、もしあればそれは、はじめの診断が誤っていたのである。精神病になるのではないか、なっているのではないかと恐れるような人は、狭義の精神病になりもしないし、なってもいないのである。分裂病になる人はその前に、ほとんど自分が分裂病になることを恐れもしないし、なっても自分ではそれと自覚しない。

精神病恐怖の人にこう説明するとおもしろいもので、次回に訪れたとき「私はこのごろ精神病であることを気にしなくなりましたが、もう本物になっているのではないでしょうか」と、どこまでも恐れている。

癌恐怖も多いもので、軽いものは専門医の精密検査を受けて、その心配がないと診断されれば一応安心するのであるが、何回診察を受けても不安がつきまとって仕事も手につかないぐらいになるのは、りっぱな神経質症である。

高血圧恐怖、卒中恐怖も多いものである。私が他の著書に書いた治療例の一人は、地方の有力者で活動的な人であったが、四十歳のとき、体がフラフラする感じがするので医師に診《み》てもらったところ、血圧が高いから半身不随になる恐れもあり、絶対安静を要すると言われた。それ以来、脳出血、脳卒中がこわくなり、歩いても不安のために額にダラダラ汗を流して、ついに一人では外出できなくなった。大学病院や方々の病院に入院もしたが効果がなく、対人恐怖的にもなり、人前で話をすることもむずかしく、仕事は全然しなくなった。私のところに入院したのは発病四年後で、その四年間はまったく廃人同様であった。

彼の手記をここに引いてみよう。

〔前略〕仕事もできず、話すこともできず、まったく困って、また、かかりつけの医師に相談したら、高良先生を紹介してくださった。さっそく診察を受けたら、これは神経病であるから、先生の言うとおりにすれば三、四十日で全快するとのことであった。しかし四カ年来の苦心惨《さん》憺《たん》たる病気が、わずか三、四十日とは信じられないけれども、ともかく決心して十月二日に入院することにした。ところが療法が変わっていて、薬一滴ものませず、注射一本もしないのでまったくあきれてしまった。

しかし先生の言われるとおりに、半信半疑ながら臥褥《がじょく》をした。臥褥中とても不安で、ときには、これでなおらなければどうしようかと真剣に考えて苦しんだ。予定どおり一週間の臥褥を終えて、久しぶりで起こされた。そのとき仕事を言いつけられて不安ながら作業にかかった。それまでいっさい仕事をやれなかった自分である……。〔中略〕それより毎日、むりに何やかやと仕事をしていたら一日一日よくなるのがわかるようになった。もっともムダ話をしていたら、先生に口どめされたのでそのときはまったく悔《くや》しく、先生を恨《うら》んだほどである。ところが四日、五日と日をへるに従ってよくなり、そうなると、今まで不快だった注意もうれしく受けられるようになった。

それより日ごとに気持ちが変わり、いまさらのようにこれこそ本当の医者であると深く深く感ずるようになった。今までの医者は、薬を売るにすぎなかった。(投薬の必要な病気と、そうでない病気がある)そのうちにも日がたつにつれて、思いもよらずぐんぐん仕事ができるようになり、また、非常に興味をもってすることができるようになった。日ごとに新しい力強い気持ちになって、ますます自信ができた。その間、毎朝六時起床、午後十時まで作業をつづけた。

それで、入院十八日めに先生につれられて、慈恵会医科大学に入り、学生の前で今までの病気の経過を話すことになった。今まで人前でほとんど話もできなかったが大学の、しかも多人数の前で、堂々と自分の気持ちを取り乱すことなく話すことができた。それによって、自分はますます自信ができ、真に本復したことを知り、何とお礼してよいやらまったくうれしいかぎりであった。〔以下略〕

このように、医者の不用意な言葉に影響されて過度に病気を恐れるようになる者が相当あるもので、こういう神経質症をとくに「医療性ノイローゼ」ということもある。この例のように精神的なからくりで、長い年月の間、廃人のようになっていたものが、何の薬も用いず、適当な指導と自らの体験によって短日月のうちになおるのである。

この人は、発病前は相当な活動家であったので、医者の指導に従って疑いながらもとにかく作業もさかんにやり、葛藤の壁を突破して健康な精神を取り戻したのである。この突破ができれば、神経質症はかならずなおるのである。病気をいたわって逃げてばかりいては、いつまでもなおりようがない。

不完全恐怖、過失恐怖

完全欲は誰にもある。完全は気持ちよく、不完全は不快である。われわれはつねに完全でありたいと欲するから、事をなすのにあたって準備もし、注意もするのであって、完全欲がなければやりっぱなしになり、目的を達成することもできない。だから完全欲そのものは、われわれの生活上大切な心理であってけっして病的なものではない。

しかし、完全とはどんなものであろうかと詮索《せんさく》してみるとなかなかむずかしいことになる。ガラス窓をみがくのにどの程度に汚れをなくしたらいいのか、現在の気温では着物を何枚着たらいいのか、手はどれくらい汚れたら洗うべきか、その洗い方の程度はどうか——そういうことには決まった規準はないので、だいたいのところで切り上げて、先に進んでいくわけである。ところがこういうことにも決断がつきかねて、気がすむまでグズグズと手間どっている者がある。

私の診療した一患者は、洗顔のとき石けん水が目にしみたところから、洗顔のときいつ目をつぶるべきかということにひどく気をつかっていた。また「帽子はいつかぶるものでしょうか」とたずねるので、「暑い日光を避けるときもかぶる」というと「寒いときはどうでしょう」ときく。「そのとおり」と答えると「掃除するときゴミよけにはどうでしょう」と言うので、「そんなときにもかぶることがある」と答えれば、「それでは隣室で掃除するときにはどうでしょう」とつぎつぎに質問するというふうであった。また、ハンカチはどれくらい汚れたら洗うべきかということも彼の悩みの種《たね》になり、一人ひとりにたずねないと気がすまなくなった。

ソロバンを三度も四度もくり返してやる者、戸締まりを数回調べなければならない者、手紙を書き、封をしてから何度も開き直して、手落ちがないかと調べる者、ポストに入れてからも引き返して、本当に入ったかどうかを手を突っこんで調べる者さえある。ある医者は、処方箋を書いて薬局に渡す前に、間違いがあってはたいへんだという不安から、何回となくそれを点検して、非常に手間どるようになり、医業そのものにも苦痛を訴えるようになった。

このように、同じことを何度もくり返すのは、くり返すことのバカらしさを知りながら、ただ不安をしずめるために気休めにやっているので、不安をそのまま持ちこたえていくことをしない。ある学生が、夜中に四、五度も起きてガスの栓を調べたというのも、着物を洗って物干しにかけて、それが風のために落ちはしないかと心配になり、日に数十度もそれを見なければならないというのも、どこまでも不安をなくしたい、安心したいという気分本位の態度の現われであり、ものごとに即した態度ではない。一度確かなことを認めたら、不安になってもその不安をじっと持ちこたえて、先に進んでゆけば恐怖を突破して新しい境地が開けるのである。もちろん一度や二度の突破ではなく、毎日の生活でそれを実現していくのである。そのためには、はじめの苦痛は覚悟しなければならない。ソロバンを一度くり返して合ったら、もうやらないことだ。処方箋を書いていて、そのますぐ薬局に渡すようではもちろんよくない。一度書いて、よく見て確かめたらもうくり返さず薬局に渡すことだ。戸締まりをして一度確かめたら、もう調べないことだ。そうしないと不安ではあるが、その不安はただ、まともに受けとめることである。

不完全恐怖症のなかには、自分の言動について本当に自分がやったのか、言ったのか不確実で疑わしい気持ちになって、かたわらの人にいま自分は食事をしたかとか、一々確かめなければ気がすまないというものもある。完全欲にとらわれると、一挙手一投足にも自信を失ってしまう。一枚のハガキを書くのに三枚も四枚も費やしたりするのも、はじめから一枚ではすまないものと心得て、書くことがおろそかになって習慣的に枚数を費やすことになる。そして一字でも間違うと、もう全体がいけなくなったように思う。そうなると手紙を書くのもおっくうになって、不義理を重ねてしまう。

完全主義者は、完全にできなければ何もやらないというふうになりがちで、そうなるとやらなければならないことが山積してきて、ますます手を下すのが困難になり、生活全体がゆきづまって、毎日不快な気分で暮らすという結果になる。

われわれが現実のことに多忙な生活を送るときには、その活動の流れのリズムにのって、いつまでも同じことにこだわっておれず、時に応じ、事に臨《のぞ》んで、あるいは拙速を貴《たっと》び、あるいは巧緻《こうち》を重んじ、おのずから時宜《じぎ》に適するよう精力が配分されていくのであって、知らず知らずのうちに適当の判断も行なわれるのである。活動のリズムを作ることがまず大切であり、そのためには気分のいかんにかかわらず、気のついたことには即座に手を下すというくせを作らなければならない。まずやりやすいことから始めるがよい。

部分的なことに完全を期するために、生活全体が不完全きわまるものになることは、完全主義者の陥る落とし穴のようなものである。

着物一枚を洗うのに半日を費やすとか、窓ガラス一枚をみがくのに一時間以上もかかるとすれば、その洗濯やガラスみがきは完全に近づくが、他の大きな仕事が犠牲になるわけである。われわれはだいたいのところで打ち切って先に進む。多少の未練を残したまま、四捨五入していくのである。日常のお金の勘定も、何円何銭、何厘何毛と計算していては能率は上がらない。

雑念恐怖、雑音恐怖、注意散乱、記憶不良など

われわれの身体各器官は、つねに働こう働こうとしているものである。だから目をあければ何か

を見ないわけにはいかないし、目覚めていればわれわれの脳はつねに何かを考えたり感じたりしないわけにはいかない。文字どおりの無念無想というのは、深い麻酔に陥っているとき、昏睡時、熟睡時以外にはないのである。ところが雑念恐怖の人は、必要なことだけを考えるのならいいが不必要なことまで頭に浮かんで、それに邪魔されて困ると言う。彼らは当面の目的に直接必要な想念以外のそれをすべて雑念として、邪魔もの扱いにして排斥する。排斥するから雑念を一々意識するのである。

読書するとき、われわれの注意はいつもその本だけに集中しているわけではない。あきてくると雑念もどんどん湧いてくる。それを当然のこととして、雑念に抵抗せず、雑念を起こしながら、ついたり離れたりしつつ読んでいるのが普通で、雑念を一々意識しない。

完全欲の強い神経質者は、勉強するときは完全なコンディションでなければならない。精神統一の状態でなければならないという欲望が無意識的に内にあって、そのため雑念もあってはならないという態度になるから、必然的に起こる雑念を一々意識し、それとのケンカになって勉学が妨げられるのである。

雑念恐怖の人は、「自分はこの病気になるまで雑念はなかった」と言うが、それは認識不足で、ただそれを当然のこととしてすなおに受け入れていたにすぎない。対人恐怖の人が以前にはそれがなかったと言うのと同じである。

人間としてあるべき人情や心理は、誰にもはじめからあるのだが、それを受け入れる態度と、それを排斥する態度の違いから、一方は何の障害にもならず、一方はしつこい強迫観念になるのである。

注意の散乱を訴える人の心理もこれと同様である。時間を見ようとして机上の置き時計に目をやると、時計の文字のほかに、その装飾やかたわらのインキ壺、ペン皿などが見える、時間を見るのにこれらのものは不必要だから見なくてもいいと思っても、見ないわけにはいかない。しいて見まいとすれば、時計の針まで見ないようにするほかない。このような場合、われわれは、時計の針とともに他のものが見えるのは当然のこととして、少しもあやしむことなくすなおに受け入れるから、それが少しも邪魔にならないのである。ところが神経質のあるものは、時計以外のものに注意が移って、時計を見ることに集中できないという者がある。あるいは読書するとき、次の行が目に映《うつ》って、読むべき行に集中できないという者がある。当面の目的以外のことを念頭に置くべきでないという潜在的観念が強く働いて、自然の円滑な活動を妨げているのである。

雑音恐怖も同じようなものである。音が気になって勉強も仕事も手につかないとか、音のために眠りを妨げられるという人がある。神経が過敏になっているから、音を鋭く感じるのだと当人は思っているが、これは本質的には過敏とか鈍感とかいうことでなく、音に対する受け入れ方の違いによるものである。柱時計の音もうるさいという人が、電車に乗っていて、その轟音《ごうおん》には平気であるということを見てもわかる。

もしある人が勉強しているとき、しだいにあきてくると、物音に気がついていて、そのほうに気をとられる――すると本のほうがちょっと留守になる。ここまでは普通のことだが、もしこの人が、勉強がはかどらないのは音が邪魔するからだ、そのために精神の統一がとれないからだと思いこんで、音を排斥するという態度になると、もう音に無関心でいられなくなり、音はケンカ相手になってしまう。音が気になり、勉強がはかどらないという悪循環をきたす。

私の診た中年の一婦人は、近くの豊川稲荷のタイコの音と、電車の音が耳について眠れないというので、ついに鎌倉に引っ越した。ここは静かでよかろうと思ったら、今度は波の音が耳について眠れない。すぐに静かな郊外に移ったがここでは虫の鳴く声、木々の葉ずれの音、雨だれの音が邪魔になって、やはり眠れないと訴える。音のない世界はどこにもない。音に対する態度が変わらないかぎり、大きな音から逃げても小さい音が大きく響いてくる。

古歌に「波の音を聞くのがいやさに奥山住まい、波より高き山風の音」とあるように、逃げれば逃げるほど追いかけられることは、一般の他の強迫観念と同じである。

それで、雑音恐怖の解決法もおのずからわかるはずである。音を排斥せず、音から逃げず、聞こえるものは聞こえるままにまかせることである。寝床に休んで雨だれの音を味わう風流人は、音に逆らわない人であり、夜中に起きて軒下にムシロをしいて音を防ぐ人は、音に逆らって音にとらわれる人である。

かつて、箏曲《そうきょく》の名人、盲目の宮城道雄氏〔一八九四―一九五六〕がその随筆のなかに、となりの家で普請《ふしん》をしているので大工の使う槌《つち》の音がやかましくてしかたがなかったが、今度自分の家で普請を始めてみると、槌音が快く耳に響いてくる、ということが書いてあった。自宅の場合には、槌音を聞いて、今あそこをやっているのか、もう完成も近いだろうなどと思って、音に反発する気持ちは少しもなく、音を受け入れて、音と調和しているのである。

多くの人が、隣家のラジオの音にいらだっても、ときおり聞こえる電車の轟音はあまり気にならない。ラジオに対しては、あんなに音を大きくしなくてもいいのにと反撥するのであるが、電車の音は、何ともいたしかたのないものとしているからである。

ある程度の雑音は排斥せずに自然にまかせておけば、かえって刺激になって作業能率を高めることにもなる。静かすぎるとかえってだらけて眠くなったりする。

私が若いころ、大病院に医長として勤務していたとき、医局員の大勢いるなかで論文も書いたし読書もした。医員の雑談や、六大学野球の放送も邪魔にならなかった。仕事に倦《う》むと、ちょっと雑談の仲間入りをしたり、野球放送を楽しんだりして、また仕事に移りいつのまにか、そばの人声もラジオも耳に入らなくなったりしているのである。

高校生時代、不眠に悩んでいたころ、柱時計を止めたり、隣室の人の話し声、衣《きぬ》ずれの音まで気にしていたころとは心構えがまったく違っていたのである。

注意散乱を訴える患者の心理も、これまたまったく同様のことで、ここにとくに採り上げるほどのことはない。前にも言ったように、勉学するときなど、とくに現在の心身のコンディションがよく整っていることを重要視するので、少しでも不調のところがあるとそれにとらわれる。ある学生は勉学のときにかぎって、雑念や注意散乱のために悩まされると訴えていたが、父と碁を囲むときは、何回つづけても何ともないという。囲碁は遊びであるから、はじめから自分のコンディションのいかんを問題にしていないのである。

記憶不良の症状については、病因論の「精神交互作用」のところで述べたから、ここでは省く。器質的な脳障害に対する記憶不良と違って、神経質症の場合はまったく機能的なもので、本質的な記憶不良ではないのである。

その他、種々の強迫観念・恐怖症

強迫観念にはいろいろあって、何々恐怖症と名前をつけてあるが、この材料になる対象は無限であり、一々名前をつけにくい。

神経質症状を前記のように、普通神経質、強迫観念〔強迫神経症〕、不安神経症〔発作性神経症〕に分けてあるが、これは、便宜上のもので、現実にはいずれとも定めにくいものがある。強迫神経症といっても、普通神経質にせよ、不安神経症にせよ、多かれ少なかれ強迫観念的色彩を帯びるもので、治療の方針も特別異なるものではない。

ここに強迫観念の成り立つからくりを明らかにするために、都合のいい症例がある。

二十六歳の、ある未婚の女性が、私にこう訴えた。「万年青《おもと》という観念が頭に浮かび上がって、ほかのことはまるで考えられない、どんなにこの観念を防ごうとしてもだめなのです。目が覚めている間は、万年青のことで占領されている」と言う。表面的に見ればいかにも奇妙に思われるが、その起こり方を掘り下げてみるとほかの対人恐怖症などと特別変わったこともない。

この婦人は、家庭の事情で不安な境遇にあった。あるとき知り合いの青年が訪れ、万年青のことについて種々質問された。この女性は、切花用の万年青を栽培していたので、その育て方や販売法などいろいろ話してやった。ところが青年が帰ってから、自分が素人で大して知りもしないのに知ったかぶりに話したが、なかにはデタラメのこともあるように思われ、自分が生意気な女と思われたのではないかと恐れ、非常に恥ずかしい気がした。それから万年青のことを思い出すといやな気分におそわれ、このことは考えてはいけないと思い、万年青の観念が浮かぶたびにそれを抑えつけようとした。それが「万年青」恐怖の強迫観念にかかるからくりである。

普通そういう場合は、万年青のことを思い出すといやな気持ちになるのはあたりまえのことで、正常人ならただなりゆきにまかせるので、時のたつままにいやな気分もうすれていく。ところが神経質の人は、いわゆる悪智恵を働かせて、万年青という観念が浮かびさえしなければよいのだ、そうしたらいやな気持ちにもならないですむと心得て、必然的に起こる想念を抑えつけることに懸命になる。だから逆効果で、その観念にとりつかれてしまう。流れを渡るとき、流れに従って斜めに下ればよいものを、流れに逆らっていくので抵抗を強く感ずるわけである。

私は強迫観念をつぎのように定義したことがある。「強迫観念とは、ある機会に普通、何人《なんぴと》にも起こりうる心理的あるいは生理的事実を、不安の気分から、何か病的のこと、あるいは自己保存上不利有害なことと感じ、この不安をきたす事情もしくは、不安そのものを排除し、あるいはそれから逃がれようとして成功しない心の葛藤、およびそれに伴う苦痛煩悶の全過程を意味するものである」と。

むずかしいようであるが、実際に当てはめてみると容易に理解されることである。先の女性は、万年青について青年に説明したが、それが生意気に思われはしなかったか、嫌われるのではないかと思う。ここまではふつう誰にで起こりうる心理的事実であるが、このいやな気持ちになるのを恐れて、万年青の連想を排斥しようとする。これは必然的な心理に対するかなわない戦いであり、「万年青」恐怖をいっそう強くすることに役立つばかりである。

ほかのいろいろな強迫観念の根本原理は、だいたい同じようなものである。

不潔恐怖症

動機は人によってさまざまである。押し入れの中にネズミの死骸があったことがきっかけになった人もある。汚れがついているような、いやな気持ちをなくすために、気のすむまで何十分でも手を洗う者、洗濯に長時間を要する者、なかには洗濯をすませたものに他人がちょっとでも手をふれると、また入念に洗いなおさずにはいられない者、便所で一度に紙を何十枚も使う者、便所で着物を汚すのを恐れて冬でも肌着だけでいく者、電車などで吊り革に手をふれることができない、お金に直接手をふれない、ふれるとアルコールで消毒したりする。これは、細菌恐怖や伝染病恐怖と一緒になっているものである。不安な気持ちを持ちこたえて先に進むことをせず、不安を解消させることだけが生活の中心になっているのである。

罪悪恐怖症

自分で、人なかに出てふと出来心で人の物をスッたりしはしないかと恐れ、人ごみのなかに出られない。デパートで万引きするのではないかと不安で買い物にも行かれない。人なかで猥褻《わいせつ》な行動に出るのではないか、その辺に刃物があるとそれでいきなり人を傷つけたりするのではないか、マッチを見ると、それで放火するのではないか、などと恐れる。不正なことを実行しはしないかと恐れるばかりでなく、ただその観念が浮かぶのを恐れるものがある。聖書の「異性を見て色欲を起こす者は姦淫を犯したのと同じである」という句を読んで、異性を見ることを恐れる者、また異性によって猥褻な想念の浮かぶことを極度に恐れたり、異性の性器を連想することに不安を感じたりして、それを抑圧するほど強迫観念発生の原理に従って、ますますその想念につきまとわれるのである。

人間には、どんな想像でも行なわれる。どんな罪悪的なこと、醜いこと、恥ずかしいことでも観念としては浮かび出てくるので、それはどうすることもできない心理的事実である。浮かぶままにするよりほかない。

われわれは、そのことに責任を負うことはできないので、ただ行動に責任をもつ。ところでじつは、このような強迫観念に悩む人は、このような観念をけっして行動に移すことはない。実際に反社会的行動に出ることはけっしてないのである。

瀆神恐怖症

これも同じようなもので、神社やお寺、教会の前を通るとき、神仏を瀆《けが》すようなけしからぬ想念が浮かぶのを恐れて、それらの建物の前を通ることがむずかしくなる。戦前は天長節〔天皇誕生日〕その他の式のとき「御真影」〔宮内省から各学校に下付された天皇皇后の写真〕を拝ませられ、そのさい、不敬な考えが浮かぶのを恐れて、たまらなく不安になる者があった。

縁起恐怖症

これも多いもので、簡単なものでは数を問題にする。四が死を連想させるので避ける。四の倍数もいやがる。奇数を嫌い電灯を消すのにも一回だけではすまさない。多くのことを好きな数だけくり返してやる者もある。何かやる前に数を数えなければならない者もいる。ある不幸な事件があった場合、それを思い出させるものを嫌う。たとえば、ケガをしたとき着ていた着物を二度と着ることができないとか、それがたまたま日曜日だったりすると、毎週の日曜日が不安になるとか、試験のときたまたま好成績だったりすると、試験のときはいつでもそのとき着ていた着物を着なければならないとか、何かの用でまわり道をして行った日であったりすれば、試験のときはいつもそのまわり道をしなければならなくなるとか、さまざまである。

縁起恐怖が複雑になって、何かしようとする前に、心の整理をするために、いろいろのよけいな動作を順序よくしなければならないという儀式的強迫行為というものがある。また、そういう行動の形でなく、心のなかで不吉な観念を打ち消すためいろいろのやりくりをするために、日常の動作が円滑にゆかない者がある。

尖鋭恐怖症

尖ったものを見ると、それが自分に突き刺さるように感じて、針、釘、ナイフ、フォーク、庖丁《ほうちょう》、ガラスの破片などにふれることができないばかりでなく、それらの見える場所にいると落ちつかない。針仕事のできない婦人もあり、台所で料理することも恐れる者がある。極端なものは、とがった木の葉を見ても気分が悪くなる。

高所恐怖症

高い所で恐怖感が起こるのは自然のことであるが、それがひどくなって、ビルディングにはいっさい入らないというほどの者がある。また、卒倒恐怖の人が高所で倒れたらたいへんだというので、高所を恐れる人もある。

計算症

目にふれるものを一々数えなければ気がすまないという者がある。あるいは、ただ頭のなかでたえまなく数を数えなければならないという状態で、日常の仕事もはかどらなくなる。

詮索症

何の益もないと知りながら何でも詮索し、疑問を起こしそれを解決しないと心が落ちつかない。机にはなぜ足が四本あるのか、なぜ男と女を作ってあるのか、この木には葉が何枚くらいあるのかなどと疑問を起こして、毎日ぼんやりとくらしている。ぼんやりというのは見かけで、心のなかは忙しいのである。

失念恐怖症

何か忘れものをしているのではないかと恐れて、毎日何回となく洋服のあらゆるポケットを入念に調べなければならない者、または他家を辞去するときや仕事場から帰るとき、室内に何か忘れものをしているのではないかと、室中をキョロキョロ見まわしてヒマどる者、また自宅に帰ってから、他家のものや会社のものをうっかり持ち帰ったのではないかと恐れる者もある。

失念恐怖の一種に、毎日の出来事を起床時から夜の就寝時まで、一々順序よく追想しなければならないものがある。私の治療した若い開業医は、そのために午前二時〜三時ごろまで時間がかかるので、ヘトヘトになり閉院した。

嫌疑恐怖症

何か物がなくなると、自分がそれを盗んだのではないかと嫌疑をかけられているように思い、居ても立ってもいられない、その不安が現われるので、いっそう疑われているように感ずる。

ある教師は、教員室で時計がなくなったという事件のとき、自分が疑われるように恐れてから時計恐怖症にかかり、時計を持つこともできなくなった。このような強迫観念に悩む者は、そのなくなった事件のときだけでなく、いつそういう場面になるかという予期恐怖のために団体生活が苦しくなる。

そのほか強迫観念は、数えたてるとまだいろいろある。各人に特有な体験によって、強迫観念の内容はさまざまであるが、その成り立ちはほぼ同じようなものであるから、その治療法も本筋は同様で、いずれも森田療法の適応症であることに変わりはない。

体臭恐怖症

体臭恐怖症というのは、自分の体のある部分から悪臭を発するので、人がそれを嫌うから人なかに出られないという症状である。しかし、これも症状の主観的虚構性のところで述べたように、本人が特別悪臭を発散しているわけではないので、まったく当人の誤った判断によるものである。しかし、いくらそれを説明しても本人は納得しないので、ほとんど妄想的に見えるほどである。

患者が思いこんでいる悪臭の発生場所は、人によっていろいろであるが、ひどいわきががあると決めている者、性器から出るという者、あるいは肛門からガスが出ると思いこんでいる者、なかには皮膚全般から出ると決めている者もある。しかし先にも述べたように、いくら検査しても客観的には異常はないのである。おもしろいものでわきがが本当にくさい人は、本人は何も感じないで、別に体臭恐怖をもっていないものである。私の治療した一学生は、わきがが臭いと思いこんで毎日シャツを取りかえていたが、実際には何も悪臭はなかったのである。性器から悪臭が出ると信じている人は、泌尿器科や婦人科医を転々と訪れ、肛門から出ると思いこんでいる人は胃腸に障害があるとして内科医を訪れる。

彼らは電車に乗っても、人が自分の悪臭のために非常に迷惑していると信じている。人が鼻をこすったり、わきを向いたり、向うに行ったりするのはすべて自分の悪臭を嫌ってのことであると信ずる。自分に関係のないことを関係があるようにひがんで解釈するので、関係念慮とか、「自己関係づけ」などというものである。家族の者も、何の悪臭をも感じないのに当人がそのために外出もしたがらないので、理解に苦しむのである。

体臭恐怖症は、本人が進んで精神療法を受ける場合には治ることが多いのであるが、悪臭があるのはそれを発散する部分の病気があると信じて、精神治療を受けない者はなおすのが非常にむずかしい。このような場合には薬物療法も行なわなければならない。

強迫行為と強迫禁止

ただ、ここに特記しなければならないのは、森田が「強迫行為」というものは意志薄弱性のものに見られるもので、治療困難なものであると言っていることである。

「強迫行為」というのは、たとえば不潔恐怖症の患者が、日に何十回も念入りに手を洗うというように、強迫観念に伴う不安を解消させるための行為を意味するものである。縁起恐怖の人が、不吉な出来事を恐れて、よけいな行動でその不安を消そうとしたり、不完全恐怖の人が、一つのことを何回でもやりなおすことなども強迫行為である。このように、強迫観念には多かれ少なかれ強迫行為が伴うものであるから、これがあるからといって、ただちに意志薄弱の現われであると決めるわけにはいかない。事実、強迫行為を示す者が森田療法によってりっぱになおるのである。

森田がいう「強迫行為」というのは、行為が非常にひんぱんにしつこく現われ、それがほとんど衝動的で、あまり葛藤を伴わないものである。こういう者は、これをなおそうとする意欲も弱く、したがって治療の体制に従うことができないものである。だから普通の意味の強迫行為と、森田のいう「強迫行為」は同意義ではなく、森田の意味するものは、特別な治癒困難な強迫神経症である。しかしこの両者の区別は質的なものではなく、程度の差である。だから強迫神経症のなかにはなおりやすいものもあり、治療の方針に組み入れることのできないような形のものもあり、その中間にいろいろな程度のものがあるわけである。

なお「強迫禁止」という言葉だが、これは、強迫観念のために日常の正常な行為が制限されることを意味する。

対人恐怖のために自室にこもって人に会わない、不潔恐怖のためにいろいろの器具などに手をふれないなど、いずれも「強迫禁止」というべきものであり、非生産的なことでは「強迫行為」と同じ価値のものである。強迫禁止の強度なものは、強迫行為のそれと同様に、治療の軌道にのせることがむずかしいものがある。

3　不安神経症

不安神経症〔あるいは発作性神経症〕には発作的に起こる心悸亢進《こうしん》、呼吸困難、あるいは不安発作などの形があり、不安のための自律神経機能の乱れを伴うものである。最も数の多い代表的なものは、いわゆる心臓神経質症というもので、発作的に起こる亢進が特徴である。

発作は急に起こることが多く、時間は数分～数十分間のものが多いが、数時間に及ぶものもある。人によって程度の差はあるが、一般にはなはだしい不安におそわれ、今にも心臓マヒで死ぬのではないかと恐れ、声を出して人を呼んだり、胸部を冷やしたり、医師を迎えて注射を受けたりする者がある。

この種の発作は心悸亢進のほかに、口内乾燥、頭の逆上感、手足の冷感、脱力感、身体各部位の拍動感〔どきどき波うつ感じ〕、心臓部の圧迫感、呼吸の促進、めまい、ノドのしめられる感じなど、いろいろの症状を伴うことが多い。また不安のために、今にも気が狂ってとっぴな言動に出るのではないかという発狂恐怖をもつ者もある。発作時の患者の顔色はしばしば蒼白で、脈搏は百五十にも達するものもあるが、なかにはわずかに頻脈となる程度のものもある。脈搏は一般に規則正しく、小さくやわらかである。血圧は高低の変動が多いことが見られる。一度この発作を経験すると、患者は再度の襲来を恐れてつねに不安な気持ちになり、知人のいない所で起こったらどうしよう、電車の中で起こったら、路上で起こったらどうしようなどと考え、しだいに一人では外出もしなくなり、誰か同伴者がいないと通勤もできなくなる者がある。なかには、床につきっきりになる者さえある。電車に乗るのを恐れるのは、発作時に医者の手当てを受けることができないという不安からである。

治療例のように、タクシーだけには乗れる者もあるが、これはいつでも医療を受けられるという安心感があるからである。〔五十九ページ参照〕

また、このような人たちは入浴をいやがる。入浴しても温浴を楽しむなど思いもよらない。これは入浴による体温上昇のために、心臓の搏動が強く感じられるからである。また、理髪店に行くのを恐れる者も多い。ジッとして、気をまぎらすこともなく不安に直面することが苦しいのである。もはや発作は起こらなくなっていても、いつ起こるかもしれないという予期恐怖のため萎縮している人も多い。

さて、この心悸亢進発作の原因については、わが国で森田正馬教授が精神病理学的に究明し、その治療が一般神経質療法と同様の方法で成功することを明らかにした。

本症が精神的からくりから起こることは、まず第一に発作の動機を見るとよくわかる。私がなおしたある公吏は、スキーに出かけ、山中で吹雪《ふぶき》にあい、日も暮れかかったので非常に不安を感じて、突然激しい動悸を覚えてから心悸亢進発作を持つようになり、ある青年は、中学時代、一友人が脚《かっ》気衝心《けしょうしん》〔脚気に伴う急性の心臓障害〕で急死したのを見て心臓マヒを恐れるようになり、心悸亢進発作がひんぴんと起こるようになった。ことにその友人の命日になると、たまらなく不安になって、発作も激しく起こるというふうになった。ある婦人は、恐ろしい夢からさめて激しい動悸を覚えてから、心臓神経症にとりつかれた。

このように神経質の人が何かの機会に偶然、心悸亢進を自覚するとき、ここまでは普通生理学的のことにすぎないが、神経質の人は強いショックを受け、心臓マヒでも起こすのではあるまいか、このまま死ぬのではあるまいか、心臓に欠陥があるのではないか……はては心臓病で亡くなった人のことなどを連想して不安を倍加し、そのためにいっそう心悸亢進を激しくするという、交互作用をきたすのである。

周知のように、われわれの情動と心臓は、その名の示すように密接に関係しているので、胸苦しい、胸が痛む、胸さわぎがするなどという言葉には、心の不安動揺にさいして交感神経の緊張の結果、心臓の搏動に変化をきたすことが経験的に知られていることを示している。

さて、一度このような発作を経験した者は、また、こんな恐ろしい発作をくり返すのではあるまいかという予期恐怖を意識的にも無意識的にももつようになり、いつも不安な注意を心臓に向けている。

それで何かの機会に発作の連想が浮かび、ハッと胸に感ずると「きたな！」という恐怖が卒然として起こり、にわかに心悸亢進が高まってくる。予期恐怖、連想、発作と、条件反射的な通り路ができてくる。しかし患者の多くは、発作の恐ろしさに巻き込まれて、精神的条件から起こるとは自覚せず、何か心臓に病気があると思いこんで、ますます心臓死を恐れるということになる。

心悸亢進以外の、他の前記の症状も、不安という感動に伴う自律神経失調の現われにすぎない。だからこの症状が原因になって死ぬようなことはけっしてなく、この人たちに駈《か》け足などをさせても何の危険もない。本症はまったく機能的のものであり、いくら心電図などで調べてもとくに障害は発見されないが、患者はこれを容易に納得せず、医者めぐりに時と金を費やす。なかには入院して、絶対安静を保つという誤った治療を受けて、ますます病人らしくなってしまう者もある。

正しい療法を行なえば、いかに重症のものでもかならずなおるものである。治療の要点はどんな症状があっても、病人らしい生活をせず、しだいに生活範囲を広げて、一人で外出もするようにすることである。発作のときも、いろいろの手段を講じたりせず、じっと持ちこたえて、どうなるか見ていてやりましょう、ぐらいの客観的な気持ちでいると間もなく消散する。発作があっても、そのために死ぬようなことはけっしてないのだから、仕事してもさしつかえないばかりでなく、苦痛に耐えて仕事をし、生活態度を崩さないことが、治療上最も大切なことである。

独力でこの突破ができない人が多いので、入院治療が最適である。服薬はほとんど必要ない。ときに不安の強いものには精神安定剤を用いる程度である。くわしくは全治体験例を参照されたい。

4　うつ病

神経質症に表面上似たところの多い病気である。専門的には神経質症とは別のものだから、治療法もやや異なるので、よく区別しなければならない。

うつ病は人によって、特別の誘因や動機がなくて起こることもあり、また心配ごとがあったり、多忙の日がつづくとか、責任の重い地位につくような場合に発病することもある。

元来の性質は、かならずしも内向的とはかぎらず、活動的で働き好きの人も多い。几帳面《きちょうめん》で、何ごともいい加減ではすまされず、やりだすと熱中して緊張状態がつづくという傾向の人に多く見られる。責任感も強く、信用のおける人が多いのであるが、ときとしてゆとりのない、融通《ゆうずう》のきかないような人もある。

病気になると、まず気がふさいで、晴ればれせず、何ごとにも興味を失って世の中が味気なくなる。仕事をするのもおっくうで、会社員など、朝出勤することに非常な抵抗を感ずる。仕事をしようとしてもなかなか手が出ず、やっても速度が鈍く長つづきせず、能率も上がらない。いったいに気が重くなって、動作もハキハキせず、決断もつきかねてただ迷っている。

気分がふさぐと同時に、ものの考え方が悲観的になり、何ごとも悪いほうに悪いほうに考えてしまう。過去のことも後悔すべきことが多いように思われ、前途には希望もなく、現在を八方ふさがりのように感ずる。

患者には、この状態が病気のためだとある程度自覚して、進んで医療を求める人、病気ではなく、本当に心配ごとがあるから心配するのだと思いこんでいる人、何ごとも悲観的に考える症状として、医療にかかってもけっしてなおらないと信じこむ人などがある。

症状の軽重の程度はさまざまで、ごく軽い程度のものでは、ただ気分がすぐれず仕事がはかどらない、世の中がつまらないというほどのものがある。重いものでは、極度に悲観して種々の悲観的妄想に悩まされる。強い劣等感に悩む者、事業がだめになったとか財産もなくなると思いこむ者、会社や家族に迷惑をかけて申しわけがないという罪業観念を起こす者、自分の体がだめになっていると信ずる者、自殺念慮の強い者もあり、実際に自殺する者もある。一室に閉じこもって口もあまりきかないで沈んでいる型のものと、苦悶が強くてじっとしておれず室の中をウロウロして落ちつかない興奮型のものがある、苦悶の強いときは胸苦しくなることもある。

大多数の患者は夜眠れない。神経質症の患者は眠っても眠った感じがしないものが多いのであるが、うつ病では実際に眠りが少ない。ただ例外的に、かえって平生よりたくさん眠るものがある。これはただ無気力になって、興奮性の乏しい型のものである。頭重、頭痛、便秘などを伴うものもあり、男性ではしばしば陰萎《いんい》を伴う。性的なことに関心がなくなる。

うつ病は、内部的に気分が重くなっているので、気分を転換することがたいへんむずかしい。家人が気ばらしをしたらよかろうと旅行を勧めたり、映画にさそったりするが、そんなことをしても当人は少しも喜ばず、かえって刺激が悲しみの種になるぐらいで治療的効果はない。説得しても気分は変わらず、悲観的な妄想の誤りを話しても、表面的にはわかるようでも感情が納得しないという調子である。

この病気は自然的治癒の傾向が強く、どんな重いものでも放置してもいつかはかならずなおる。ただ、その時期をはっきり予測することはむずかしい。早いものは数週間、遅いものは数カ月、半年を越えるものは少ない。ただし専門的に治療をすれば、治癒の期間を非常に短縮することができる。

この病気は、一生の間に一、二回起こるものもあり、数回くり返して発病する人もある。なお、この病気の人はときとして、反対の躁状態になることもある。

治療法としては、神経質症が精神療法を主とするのに対して、薬物療法を主とし、それに精神療法を加味することが理想的である。種々の向精神薬〔精神安定剤、精神賦活剤など〕を症状に応じ適宜《てきぎ》使うことで治癒の期間を短くすることができる。薬物のみでなおりにくい場合には、電気衝撃療法を併用することもある〔近年ではその適応範囲はきわめて狭められている〕。

患者には、刺激を少なくすること、この病気はかならずなおるのだということをよく説明することも大切である。自宅療法でもなおせるが、入院療法のほうがいっそう早い。入院によって環境を変え煩累《はんるい》から遠ざかることもその一因だが、薬剤を十分に使用できることが治癒を早めることに役立つ。また、精神治療を行なう病院の、平和で親しみのある雰囲気のなかに生活することが好影響を与える。好転するに従って、適度の仕事や運動もするように指導する。

私はうつ病の人に対して、「この病気はつらい病気です。何ごともよいほうに考えられず、悪いほうにばかり気が向く。何ひとつおもしろいこともなく、希望も何もない。みんな病気のための症状です。一生こんな状態がつづいたら生きる甲斐もないでしょう。しかし、この病気はかならずなおる病気です。それはタイコ判をおしてもよい、どんなに重くてもかならずなおせる。それも治療すれば一、二カ月のうちになおせる。あなたは気休めを言うと思うかもしれないがそうではなく、事実です。とにかく言われるとおりに治療を受けなさい。なおればまったくもと通りで、ばかばかしくなるようなものです」と話すのがつねである。実際、なおるときはカラリとなおって、痕跡をとどめないのが普通である。

なお、再発を予防するには、この病気にかかりやすい人の特徴である何ごとにも熱心でゆとりがなく、緊張がつづきすぎ、その末に病的なスランプに陥ることをよく自覚して、あまり緊張をつづけないことが大切である。

ある程度仕事をすると、他のことで気分を変えること、そのためには仕事一点ばりでなく、いろいろスポーツや趣味にも興味をもつように平生から心がけることが好ましい。そして夜ふかしをしないこと、平生一日平均七、八時間以上就床することも必要である。この病気にかかる人は、仕事がすむまで午前一、二時ごろまでつづけることが多いが、こういう生活はよくない。日曜にはまったく仕事から解放されることが望ましい。

また本人としては、うつ病になっても、かならず好転することを信じて医療を受けること、つらくても時を待つこと、それから、全快してからは調子にのりすぎて緊張をつづけることを避けることが大切である。よくなるとやりすぎる人がこの型の人には多いので、再発しやすいのである。

おわりに

森田療法についての学術論文は内外の専門誌に数多く書きましたが、それだけでは森田療法を必要とする一般の人々には徹底しません。他の同学の方々の著書もあり、私も一般向きの本を数冊書きましたが、神経質症の人々の数からいうと、森田療法に接する機会をもつ人は暁の星のように少ないといわなければなりません。だから、私はこの本を書き上げて一つの責めを果したような気持ちでいます。

なお、私がこのように思うのは、私も青少年時代ひどく神経質症に悩んだからであります。不眠症、対人恐怖、頭重感、疲労感、それに人生観の問題などにつきまとわれて、旧制高校時代は迷いのなかの苦しい努力の連続のようでした。それが長い間の数々の試行錯誤を重ねた末に、しだいに落ちついたのは、結局、人生には不安も苦悩もつきものであるということ、持続的な完全なコンディションなどありえないこと、そして向上する人間にとっては、不安も苦悩もまた生活の重要な内容であることが、体験的にわかってきたからであります。（このことは当時の日誌にしるしてあります」

後年、精神医学の学徒として森田療法を知り、森田教授に直接師事するようになって、私の症状の治癒の経過が森田療法の真髄にふれていたことがわかり、驚きとともに深い喜びを味わったのであります。

私の悩んだころはまだ森田療法は行なわれていなかったので、私には迷いのなかの長期の悪戦苦闘が必要でした。ところが森田療法は短日月のうちにこの体得を可能にすることに成功したのであります。まことに大きな福音であるといわなければなりません。

この本を読まれた方が、一人でも多くその人なりの悟を得られることを望んでやみません。なお本書に直接関係ないことですが、私は昭和四十三年十一月、高知形外会〔形外は森田先生の筆名〕の招きで先生の生地土佐の香美《かみ》郡富家《ふけ》村〔現在は野市町に合併〕を訪れました。先生の生家の庭に立つことになった先生の生誕碑の除幕式に参列のためです。この碑には私の拙ない字が彫られてあります。墓参もしました。墓の三面には私が昭和十三年「精神神経学誌」にのせた森田先生頌徳《しょうとく》の拙文がぎっしり刻まれてあります。読んでいると次々と感慨が湧いて、さらに先生に対する尊敬と感謝の思いを新たにすることでした。

そしてこれを書いている今も、私は地下の先生にこの本を読んでいただきたいと無理なことを願っています。

本書は、小社が一九七六年以来刊行してきた『森田療法のすすめ』の新版です。

著者略歴

高良　武久（こうら・たけひさ）

1899 年鹿児島県生まれ。1924 年九州大学医学部卒業後、同学精神神経科講師を経て 1929 年東京慈恵会医科大学に転任、1937 年同学教授、1964 年同学名誉教授。1940 年高良興生院を開設、神経症の治療にあたる。1996 年 5 月 20 日没。

高良興生院は 1995 年閉院。

森田《もりた》療法《りょうほう》のすすめ［新版］

二〇〇〇年十一月二十五日　第一版第一刷発行
二〇一九年四月二十九日　第一版第十一刷発行

著　者　高良《こうら》武久《たけひさ》

発行者　中村幸慈

発行所　株式会社　白揚社
東京都千代田区神田駿河台一―七　郵便番号一〇一―〇〇六二
電話(03)五二八一―九七七二　振替〇〇一三〇―一―二五四〇〇

装　幀　岩崎寿文

印刷所　中央印刷株式会社

製本所　株式会社　ブックアート

ISBN978-4-8269-7127-0